Claudia Kost

Mit Führungsqualität zu Lebensqualität

Wie Pflegemanager die besten Mitarbeiter finden und binden

Bachelor + Master
Publishing

Kost, Claudia: Mit Führungsqualität zu Lebensqualität. Wie Pflegemanager die besten Mitarbeiter finden und binden, Hamburg, Diplomica Verlag GmbH 2012
Originaltitel der Abschlussarbeit: Führungsqualität in der Pflege und deren Auswirkung auf die Mitarbeiterbindung und Mitarbeitergewinnung - Konzeption und Gestaltungsempfehlungen für das Pflegemanagement

ISBN: 978-3-86341-372-9
Druck: Bachelor + Master Publishing, ein Imprint der Diplomica® Verlag GmbH, Hamburg, 2012
Zugl. Fern-Hochschule Hamburg, Hamburg, Deutschland, Diplomarbeit, Oktober 2011

Bibliografische Information der Deutschen Nationalbibliothek:
Die Deutsche Nationalbibliothek verzeichnet diese Publikation in der Deutschen Nationalbibliografie; detaillierte bibliografische Daten sind im Internet über http://dnb.d-nb.de abrufbar.

Die digitale Ausgabe (eBook-Ausgabe) dieses Titels trägt die ISBN 978-3-86341-872-4 und kann über den Handel oder den Verlag bezogen werden.

Inhaltsverzeichnis

Seite

Abkürzungsverzeichnis

Abb.	Abbildung
bzw.	beziehungsweise
d.	der
DBfK	Deutscher Berufsverband für Pflegeberufe
et al.	und andere
Herv.	Hervorhebungen
o. J.	ohne Jahr
PKMS	Pflege-Komplexmaßnahmen-Score
QM	Qualitätsmanagement
Tab.	Tabelle
usw.	und so weiter
Verf.	Verfasserin
vgl.	vergleiche
z.B.	zum Beispiel

Tabellenverzeichnis

Abbildungsverzeichnis

1 Einführung

Die Rahmenbedingungen in der Pflege gestalten sich fortlaufend schwieriger. „In allen Versorgungsbereichen zeichnet sich immer deutlicher der Personalmangel ab. Zunehmend wird es schwerer oder unmöglich, freie Stellen mit qualifizierten Pflegefachkräften zu besetzen. Der ‚War for Talents' hat in der Pflege bereits begonnen." (DBfK 2010: 1).

1.1 Ausgangssituation und Problemstellung

Der Mangel an Pflegekräften und ihrem Nachwuchs rückt derzeit vermehrt ins öffentliche Bewusstsein. Laut Medienberichten sind Politiker, Krankenhausmanager und Berufsverbände um Abhilfe bemüht. Dabei ist diesen Gruppen durchaus bewusst, dass es kein Patentrezept gibt (vgl. Girard-Hecht 2010: 987).

In den letzten 13 Jahren resultiert die Entwicklung aus einem Stellenabbau in der Pflege um fast 50.000 Stellen bei gleichzeitiger Reduzierung von Ausbildungsplätzen (vgl. Isfort, Weidner 2010b: 22, 29).

Verstärkt wird dies noch durch einen häufig frühen Berufsausstieg, was zusätzliche Belastungen wie Anwerbung und Einarbeitung mit sich bringt. Hinzu kommt der nicht zu unterschätzende Verlust von Wissen (vgl. Simon et al. 2005: 5).

Branchenübergreifend hatte der Direktor der US-Sparte der Unternehmensberatung McKinsey bereits 1998 den ‚War for Talents' ausgerufen, wonach es für eine erfolgreiche Zukunft eines Unternehmens maßgeblich sei, die richtigen Mitarbeiter zu finden bzw. zu halten (vgl. Schütt 2010: 20).

Simon et al. beschreiben in ihrer Auswertung der ersten Befragung der NEXT-Studie (europäisches Forschungsprojekt zum vorzeitigen Ausstieg aus dem Pflegeberuf) in Deutschland die besondere Bedeutung des Verhältnisses zwischen Pflegekraft und Pflegedienstleitung, wonach dieses Verhältnis wesentlich zur emotionalen Bindung an die Einrichtung beiträgt (vgl. Simon et al. 2005: 25).

Es wurde ermittelt, dass im Krankenhausbereich „jede/r Vierte von einem angespannt/feindseligen Verhältnis zur Pflegedienstleitung" berichtet (Simon et al. 2005: 25).

Dies bestätigt auch die Annahme von Buckingham und Coffman für die Pflege, „ […] dass Mitarbeiter nicht Unternehmen verlassen, sondern Vorgesetzte." (Buckingham, Coffman 2001: 28).

Mitarbeiterorientierung und Führungsqualität rücken hier in den Fokus und werden zu wesentlichen Faktoren in der Mitarbeiterbindung und -gewinnung. Das Führungsverhalten im Pflegemanagement ist klar darauf auszurichten und zu trainieren.

„Anlocken lässt sich ein guter Mitarbeiter gewiss aus den unterschiedlichsten Gründen [...]. Doch wie lange er bleibt und wie produktiv er in dieser Zeit ist, hängt in erster Linie von seinem Verhältnis zum disziplinarischen Vorgesetzten ab.“ (Buckingham, Coffman 2001:10).

Die Pflege ist in den Bereich der Dienstleistungen einzuordnen und ein „Dienstleistungsunternehmen ist immer nur so gut wie sein Personal“. (Berry, Parasuraman 1999: 71). Es ist nicht möglich, Pflegehandlungen von den Personen zu trennen, die sie erbringen. Analog gilt diese Aussage auch für Führungshandlungen. Einrichtungen im Gesundheitswesen stehen heute in harter Konkurrenz zueinander und viele werben intensiv um Kunden, also die Patienten. Häufig sind das genau die Einrichtungen, die sich nur schwach um ihre Mitarbeiter bemühen (vgl. Berry, Parasuraman 1999: 73). Jeder Führungskraft muss jedoch klar sein, dass unzufriedene Mitarbeiter unzufriedene Kunden nach sich ziehen (vgl. Scholz 1999: 108).

1.2 Zielsetzung und Aufbau der Arbeit

Die Pflege büßt heute mehr als je zuvor an Wert ein, wenn sie talentierte Mitarbeiter verliert. Daher kommt es für einen dauerhaften Erfolg darauf an, profilierte Kollegen zu rekrutieren und zu halten. Die Frage ist nur, wie (vgl. Buckingham, Coffman 2001: 14).

Die vorliegende Arbeit soll Führungskräften in der Pflege dazu dienen, Methoden zu entwickeln wie sie durch ihr Führungsverhalten die besten Mitarbeiter für das Unternehmen gewinnen und halten können.

„Kaum eine Führungskraft würde bestreiten, dass ihre Mitarbeiter das Wichtigste in ihrem Unternehmen sind.“ (Hettl 2010: 58).

Damit diese Aussage nicht als reines Lippenbekenntnis wahrgenommen wird ist es das Ziel dieser Arbeit, für das Pflegemanagement Merkmale darzustellen, welche den Weg zu einer am Mitarbeiter orientierten Führungsqualität weisen.

Dabei werden zunächst die zentralen Begriffe definiert und beschrieben.

In Kapitel drei folgt die Darstellung verschiedener Studienergebnisse zu Personalsituation und Führungsverhalten, welche die Aktualität der Thematik unterstreichen.

Als Gerüst für die Zuordnung der oben genannten Merkmale dienen in Kapitel vier die Qualitätsdimensionen nach Donabedian (Potenzialqualität, Prozessqualität, Ergebnisqualität). Darauf aufbauend werden in Kapitel fünf die Ausrichtung und organisationale Umsetzung mit Gestaltungsmöglichkeiten für das Pflegemanagement vorgestellt. Einer Zusammenfassung folgen die kritische Reflexion und ein Ausblick in die Zukunft.

2 Zentrale Begriffe und Definitionen

Für ein gemeinsames Verständnis werden, basierend auf einer Literaturrecherche, im Folgenden die zentralen Begriffe und ihre Bedeutung für diese Arbeit erläutert. Dies umfasst Beschreibungen zur Führung und zur Mitarbeiterorientierung bis hin zu Klärungen des Qualitätsbegriffes.

2.1 Führung

Zum Thema ‚Führung' existiert eine umfassende Literatur. Dies gilt als klares Indiz für die Wichtigkeit der Mitarbeiterführung im Unternehmen (vgl. Hettl 2010: 5). Die Vielzahl und Unterschiedlichkeit der am Markt angebotenen Führungstheorien erschweren jedoch eine Orientierung und sind nicht zuletzt Hinweis für das Fehlen einer durchgängigen Theorie oder einer eindeutigen Definition von Führung (vgl. Theymann, Hofmann 2001: 88).

Nach Jetter besteht Führung aus zwei Komponenten, welche der Einflussnahme auf Menschen in Organisationen dienen. Hier steht auf der einen Seite die fachliche Führung welche durchaus notwendig ist, allerdings keineswegs hinreichend. Hinreichend ist Führung erst durch eine ausgeprägte Entwicklung sozialpsychologischer Kompetenzen (vgl. Jetter 2001: 28). Auch Hettl beschreibt, dass das detaillierte Fachwissen, welches unbestritten von großer Bedeutung ist, primär Sache der Mitarbeiter ist. Gute Führungskräfte haben noch andere, zusätzliche Kompetenzen (vgl. Hettl 2010: 21).

Sie arbeiten eng mit ihren Mitarbeitern zusammen. Dabei unterscheidet sie nicht der höhere Rang, sondern das höhere Maß an Verantwortung (vgl. Bruce, Pepitone 2001: 188).

Die Führungskraft muss die Fähigkeit besitzen zu überzeugen, Sinn zu geben und den Siegeswillen anzuspornen. Dies kann nur denjenigen gelingen, die selbst Vorbild sind. Eine visionäre, engagierte Führungskraft die Mut beweist, kann Energien frei setzen und Talente und Innovationen fördern (vgl. Hinterhuber, Krauthammer 2001: 18).

Zusätzlich betonen Rosenstiel et al., dass Führung nicht nur die Führung anderer Personen, sondern auch die Führung der eigenen Person bedeutet (vgl. Rosenstiel et al. 2003: 97). Folgendes Zitat unterstreicht diese Aussage: „Fähige Mitarbeiter brauchen fähige Vorgesetzte." (Buckingham, Coffman 2001: 10).

Gute Führungskräfte sind fasziniert von der Individualität und den Talenten ihrer Mitarbeiter und sehen ihre Aufgabe darin, daraus möglichst großen Nutzen zu ziehen (vgl. Buckingham, Coffman 2001: 118, 141). Sie verteilen anstehende Aufgaben so, dass die Fähigkeiten und Talente der Mitarbeiter so effektiv wie möglich eingesetzt werden können (vgl. Kell 2005: 199).

2.2 Mitarbeiterorientierung

Die Effektivität der Führung steht in unmittelbarer Abhängigkeit zu handlungsleitenden Prinzipien, zu denen das Prinzip der Mitarbeiterorientierung zählt. Hierbei wird das Interesse auf den Mitarbeiter gerichtet und seine Bedürfnisse werden berücksichtigt (vgl. Rosche 2005: 97).

Mitarbeiterorientierung steht somit in unmittelbarem Zusammenhang mit der Zufriedenheit der Mitarbeiter, und die Führungskraft spielt hierbei eine zentrale Rolle (vgl. Scholz 1999: 108). An sie werden Anforderungen wie Teamfähigkeit, fachliche Überzeugungskraft und Lernfähigkeit gestellt. Außerdem ist ein umfassendes Wissen über Fähigkeiten und Belastbarkeit, sowohl hinsichtlich der eigenen Person als auch hinsichtlich der Mitarbeiter unumgänglich (vgl. Reinhart et al. 1996: 20).

„Der mitarbeiterorientierte Vorgesetzte kennt seine Leute ausgezeichnet und legt großen Wert auf eine gute zwischenmenschliche Beziehung zu ihnen. Er schätzt sie fachlich und persönlich." (Schüller 2006: 109).

Dies wird umfassend durch die Unternehmenskultur geprägt und setzt bestimmte Einstellungen und Werthaltungen voraus. Letztendlich kann dann eine kundenorientierte Haltung von den Mitarbeitern erwartet und gelebt werden (vgl. Schüller 2006: 16).

2.2.1 Unternehmenskultur

Die Unternehmenskultur sollte im Idealfall ein stabiles, ehrliches und gelebtes Fundament für die gesamte Organisation sein. Sie nimmt großen Einfluss auf die Zufriedenheit und auf die Qualität der Arbeit (vgl. Loffing, Loffing 2010: 44).

Dabei dient sie als Grundlage für das Engagement der Mitarbeiter und deren Aktivitäten, welche in unterschiedlichsten Facetten das Erscheinungsbild des Unternehmens prägen.

Wird die Unternehmenskultur von oben nach unten vorgelebt, verstehen die Mitarbeiter im Idealfall von selbst, was zu tun ist, sie sind davon überzeugt, die richtigen Dinge zu tun und handeln ohne auf Weisungen von oben zu warten. (vgl. Hinterhuber; Krauthammer 2001: 94 ff.).
Schütt merkt an, dass für Außenstehende, also auch für Bewerber, die eigentliche Unternehmenskultur häufig nicht von vorne herein erkennbar ist. Daher zeigt sich die tatsächliche Offenheit und Aufgeschlossenheit gegenüber neuen Mitarbeitern oft verzögert (vgl. Schütt 2011: 22). Dies unterstreicht auch die Auffassung Schüllers, dass das Gerede auf den Gängen einen Teil der Unternehmenskultur darstellt (vgl. Schüller 2006: 36).

2.2.2 Werte und Menschenbild

„Organisationen brauchen das, was man im Englischen ‚the spirit of an organisation‘ nennt; sie brauchen *Werte*, unter anderem solche der Wirksamkeit. Am brauchbarsten und klarsten können sie in Form von Grundsätzen oder Prinzipien zum Ausdruck gebracht werden. Sie regulieren das Handeln der Menschen.“ (Malik 2006: 77).
Basierend auf individuellen und sozialen Erfahrungen geben Werte Sinn, schaffen Identifikation und besitzen die Kraft der kulturellen Integration. Die in einer Organisation von allen gemeinsam gelebten Werte bilden den Kern nachhaltigen Erfolgs.
Beispielsweise können hier Offenheit, Vertrauen, Ehrlichkeit und Loyalität genannt werden (vgl. Haun 2002: 118; vgl. Rosche 2005: 89). Dabei spielt der Gleichklang der beruflichen mit den persönlichen Werten eine bedeutende Rolle.
Unterschiedliche Wertvorstellungen einer Person im privaten und im beruflichen Bereich sind nicht vereinbar und würden ein Doppelleben implizieren (vgl. Cox, Hoover 1995: 26).
Die gelebten Werte eines Vorgesetzten beeinflussen seine Auffassung vom Menschen, also sein Menschenbild, und steuern sein Verhalten gegenüber seinen Mitarbeitern (vgl. Comelli, Rosenstiel 2001: 110). Dennoch muss auch der Mahnung Maliks bezüglich der Gefahr eines verallgemeinerten Menschenbildes durchaus Aufmerksamkeit geschenkt werden. Die Akzeptanz eines allgemeinen Menschenbildes birgt die Gefahr, sich von Klischees leiten zu lassen und verhindert heraus-

zufinden, wie der einzelne Mensch wirklich ist, was er kann und welche Stärken er hat (vgl. Malik 2007: 259 f.).

2.3 Mitarbeiterbindung und Mitarbeitergewinnung

Branchenunabhängig führt der Weg zu dauerhaftem Erfolg nur über die Rekrutierung und Bindung talentierter Mitarbeiter (vgl. Buckingham, Coffman 2001: 14). Dies geht einher mit der Etablierung eines positiven Arbeitgeberimages (vgl. Hollender-Matatko, Brauweiler 2005: 174).

In erster Linie ist jedoch nicht die *Anzahl* der aus- oder eintretenden Mitarbeiter ausschlaggebend, sondern vielmehr um *welche* Mitarbeiter es sich handelt. Größte Aufmerksamkeit ist geboten, wenn sich abzeichnet, dass das Unternehmen Schwierigkeiten hat, gute Leute zu rekrutieren. Noch schlimmer ist es, wenn gute Leute beginnen, die Organisation zu verlassen (vgl. Malik 2007: 180).

Die derzeitige Personalsituation im Pflegesektor macht eben diesen Leuten einen Wechsel äußerst einfach. Und genau hier müssen die Führungskräfte in ihrem Führungsverhalten oberste Prioritäten setzen, um Abwanderungen zu verhindern bzw. Gedanken daran erst gar nicht aufkommen zu lassen. Ein angenehmes und progressives Arbeitsklima ist für Spitzenkräfte von hoher Bedeutung und sie wollen vom Vorgesetzten sowohl wegen ihrer beruflichen Leistungen als auch als Mensch geschätzt werden (vgl. Bruce, Pepitone 2001: 151).

Fluktuation ist stets mit hohen Kosten verbunden und mindert die Qualität. Daher kann gerade der Prozess der Mitarbeiterbindung nie als abgeschlossen betrachtet werden, vielmehr ist es eine dauerhafte Aufgabe in der Mitarbeiterführung.

Dabei muss der Mitarbeiter sich in der Entscheidung für oder gegen das Unternehmen frei fühlen können (vgl. Loffing, Loffing 2010: 5 ff.).

In diesem Zusammenhang gewinnen internes Marketing und Personalmarketing auch in der Pflege zunehmend an Bedeutung.

2.3.1 Internes Marketing

„Internes Marketing ist die Philosophie, Mitarbeiter als interne Kunden zu behandeln, und es ist die Strategie, Arbeitsplatzprodukte zu entwickeln, die menschliche Bedürfnisse befriedigen.“ (Berry, Parasuraman 1999: 71). Das heißt, in einer kundenorientierten Unternehmenskultur wird durch das Konzept des Internen Marketing die Orientierung an den Kundenbedürfnissen auf die Beziehungen innerhalb

des Unternehmens übertragen. Somit wird eine personalorientierte Unternehmenskultur analog der Kundenorientierung verstanden (vgl. Nerdinger, Rosenstiel 1999: 180).
Eine Dienstleistung – also auch die Pflege – kann selten von der Person getrennt werden, die sie erbringt, was bedeutet: Ein Dienstleistungsunternehmen kann stets nur so gut sein wie sein Personal. Dies wird ein qualitätsorientiertes Unternehmen veranlassen, den Mitarbeitern ein Arbeitsplatzprodukt anzubieten, das es wert ist angenommen zu werden.
Folglich muss in der Pflege internes Marketing mit Einfallsreichtum und Energie praktiziert werden um sicher zu stellen, dass die richtigen Mitarbeiter die Kunden bedienen bzw. die Dienstleistung ‚Pflege' erbringen.
Gerade in Zeiten des intensiven Wettbewerbs betreiben clevere Unternehmen aktives internes Marketing und bemühen sich härter als die Konkurrenten um fähige Fachkräfte (vgl. Berry, Parasuraman 1999: 71 f.). In dem Zusammenhang bezeichnet Münch Internes Marketing als wichtige Rahmenbedingung und als Instrument für erfolgreiche Unternehmen (vgl. Münch 1999: 295).

2.3.2 Personalmarketing

In enger Verbindung zum internen Marketing steht das Personalmarketing, welches systematisch und zielgerichtet ausgestaltet sein muss. Es umfasst die gesamte Personalpolitik und berücksichtigt die Bedürfnisse sowohl der gegenwärtigen als auch der zukünftigen Mitarbeiter. Ziel ist es, bei den bestehenden Mitarbeitern eine hohe Identifikation mit dem Unternehmen, einhergehend mit einer langfristigen Bindung, zu erreichen. Hier stellt der Grad der Arbeitszufriedenheit ein wesentliches Merkmal dar.
Nach außen geht es darum, den Bekanntheitsgrad des Unternehmens und die Attraktivität als Arbeitgeber so hoch wie möglich anzusiedeln.
Dabei stehen diese beiden Bereiche zueinander in reziproker Wechselwirkung (vgl. Loffing, Loffing 2010: 62 f.). „Die Nähe zur Personalentwicklung und damit zur Weiterbildung als der Kernkomponente der Personalentwicklung ist ebenfalls unverkennbar." (Münch 1999: 295).

2.4 Qualität

„Unter Qualität wird die Beschaffenheit einer Einheit bezüglich der Qualitätsforderung verstanden. Qualität ist die ‚Gesamtheit von Merkmalen (und Merkmalswerten) einer Einheit bezüglich ihrer Eignung, festgelegte und vorausgesetzte Erfordernisse zu erfüllen‘. Die Beziehung zwischen realisierter Beschaffenheit und Einzelforderungen steht also stets im Mittelpunkt der Qualitätsbetrachtung.“ (QM-Lexikon 2011).

Hier handelt es sich zunächst um eine wertfreie Beschreibung. Ein Urteil über Qualität ist erst dann möglich, wenn die eigenen Anforderungen mit den Merkmalen verglichen werden. Dabei entscheidet jedes einzelne Merkmal über den Qualitätszustand des Produkts. Ist ein Merkmal mangelhaft erfüllt, so kann es nicht durch ein anderes, übererfülltes Merkmal kompensiert werden. Es handelt sich dann um ein fehlerhaftes Produkt (vgl. Reinhart et al. 1996: 6).

Daher kann angesichts anspruchsvoller Nachfrager nur hohe Qualität zu Kundenzufriedenheit, und somit zu einer gesicherten Existenz des Unternehmens führen. Analog ergibt also hohe Qualität in der Führung Mitarbeiterzufriedenheit (vgl. Pepels 1998: 122 ff.).

2.5 Dienstleistungsqualität

Dienstleistungen weisen eine Reihe von Besonderheiten auf. Hier erweist sich die Kundenauffassung zum Qualitätsbegriff am hilfreichsten. Die Unternehmens- und Wettbewerbsperspektive muss dabei angemessen berücksichtigt sein (vgl. Bruhn 2011: 38). Dies verdeutlicht Bruhn durch folgende Definition:

„Die Dienstleistungsqualität ist die Fähigkeit eines Anbieters, die Beschaffenheit einer primär intangiblen und der Kundenbeteiligung bedürfenden Leistung aufgrund von Kundenerwartungen auf einem bestimmten Anforderungsniveau zu erstellen. Sie bestimmt sich aus der Summe der Eigenschaften bzw. Merkmale von Dienstleistungen, bestimmten Anforderungen gerecht zu werden.“ (Bruhn 2011: 38).

Dabei ist häufig zu beobachten, dass die gleiche Leistung von unterschiedlichen Kunden unterschiedlich wahrgenommen wird. Aufgrund dieser differenzierten Kundenwahrnehmung unterliegt die Erstellung einer Dienstleistung den sogenannten Dimensionen der Dienstleistungsqualität nach Donabedian.

Diese sind bezeichnet als Potenzial-, Prozess- und Ergebnisdimension (vgl. Bruhn 2011: 40 ff.).

Während bei der Potenzialdimension die Strukturen und Potenziale im Vordergrund stehen, bezeichnet die Prozessdimension die Einschätzung der Prozesse während der Leistungserstellung. Die Leistungsbeurteilung erfolgt in der Ergebnisdimension. Hier rückt letztendlich das Ergebnis des Dienstleistungsprozesses in den Vordergrund (vgl. Bruhn 2011: 50).

3 Studienergebnisse zum Thema

Im Bereich der Pflege wurden in den vergangenen Jahren verschiedene Studien durchgeführt. In dieser Arbeit werden Ergebnisse aus der NEXT – Studie und aus dem Pflegethermometer 2009 dargestellt, da sich dort relevante Aussagen zum Verbleib im Pflegeberuf und zur Rolle des Verhältnisses zu Vorgesetzten finden.

3.1 NEXT – Studie (nurses`early exit study)

Die NEXT – Studie wurde im Zeitraum von Februar 2002 bis Juni 2005 in zehn europäischen Ländern durchgeführt. Von insgesamt knapp 78.000 versandten Fragebögen der NEXT – Basisbefragung wurden nahezu 40.000 beantwortet.

Das zentrale Thema der Studie liegt in der Erforschung der Ursachen, Umstände und Folgen des vorzeitigen Berufsausstiegs aus dem Pflegeberuf.
Eine weitere Betrachtung gilt den Lebens- und Arbeitsbedingungen beruflich Pflegender in Europa.
In der Konzeptualisierung der Studie wurde angenommen, dass die Entscheidung für das Verlassen des Pflegeberufes das Ergebnis eines Prozesses ist, zu dem mehrere Faktoren beitragen. Dazu zählen negativ erlebte Aspekte wie zum Beispiel Konflikte am Arbeitsplatz oder Gesundheitsbeeinträchtigungen, die den Wunsch erwecken, die aktuelle Arbeit aufzugeben. Daneben existieren attraktive Anreize außerhalb des Berufsfeldes wie beispielsweise ein Studienplatz oder auch Frühberentung. In der NEXT – Studie wurde versucht, möglichst viele dieser Aspekte zu erfassen.
Das Studiendesign, welches von einer hohen Komplexität geprägt ist, wurde in Form einer Längsschnittstudie angelegt. Die Befragung erfolgte in allen beteiligten Ländern in Krankenhäusern, Pflegeheimen und ambulanten Pflegediensten auf die gleiche Art und Weise (vgl. Hasselhorn et al. 2005a: 11 ff.).
In der Studie liegt die Annahme zugrunde, dass Führungsqualität, Arbeitszufriedenheit und Bindung eng miteinander in Verbindung stehen und zudem, dass Führungsqualität eine entscheidende Rolle hinsichtlich der anderen beiden Faktoren spielt.

3.1.1 Ergebnisse zur Führungsqualität

Zur Führungsqualität wurden folgende Fragen gestellt:

- In welchem Maß stellt der direkte Vorgesetzte sicher, dass jedes einzelne Teammitglied gute Entwicklungsmöglichkeiten hat?
- In welchem Maß legt der direkte Vorgesetzte hohen Wert auf Arbeitszufriedenheit?
- In welchem Maß kann der direkte Vorgesetzte die Arbeit gut planen?
- In welchem Maß kann der direkte Vorgesetzte Konflikte gut lösen?

Die Antworten waren möglich auf einer Skala von 1 (gering) bis 5 (hoch) (vgl. Stordeur et al. 2005: 30 ff.).

Deutschland erzielte hier einen Mittelwert von 3,5 und liegt somit gemeinsam mit der Slowakei an dritter Stelle hinter Belgien (3,6) und Großbritannien (3,7). Folgende Abbildung zeigt die Gesamtergebnisse der Führungsqualität nach Ländern.

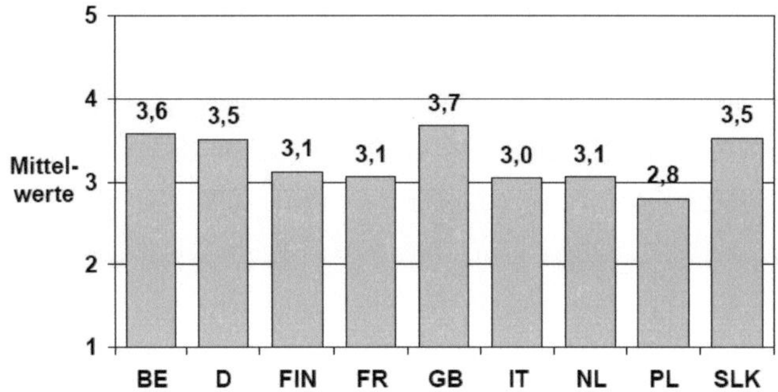

Abb. 3.1: Mittelwerte der NEXT – Studie für Führungsqualität nach Ländern. – Quelle: Stordeur et al. 2005: 35.

Darüber hinaus konnten je nach Arbeitsbereich Unterschiede in der Führungsqualität festgestellt werden. Im Bereich der Ambulanten Pflege liegt diese demnach mit einem Mittelwert von 3,52 am höchsten. Mit dem Wert 3,20 schneidet die Führungsqualität im Krankenhaus am schlechtesten ab.

Tab. 3.1: Unterschiede in der Führungsqualität je nach Arbeitsbereich (vgl. Stordeur et al. 2005: 35) (eigene Darstellung)

Arbeitsbereich	Mittelwert
Ambulante Pflege	3,52
Stationäre Altenpflege	3,28
Krankenhaus	3,20

„Höher qualifizierte Pflegekräfte schätzten die Führungsqualität ihrer Vorgesetzten schlechter ein (M=3,24) als Pflegekräfte ohne oder mit einem niedrigen Ausbildungslevel (M=3,33).“ (Stordeur et al. 2005: 35).

Es könnte ein Zusammenhang mit dem geringen Wert der Führungsqualität im Krankenhaus gesehen werden, da höher qualifizierte Pflegekräfte bevorzugt dort arbeiten (vgl. Stordeur et al. 2005: 36).

Pflegekräfte, die häufig darüber nachdachten den Beruf zu verlassen, schätzten auch die Führungsqualität ihrer Vorgesetzten als gering ein (vgl. Stordeur et al. 2005: 35).

3.1.2 Ergebnisse zur Arbeitszufriedenheit

Im Bereich der Arbeitszufriedenheit wurde ermittelt, wie zufrieden die Befragten sind mit

- den Zukunftsaussichten ihrer Arbeit.
- den körperlichen Arbeitsbedingungen.
- der Art und Weise, in der ihre Fähigkeiten eingesetzt werden.
- ihrem Beruf insgesamt.

Die Höhe der ermittelten Werte spiegelt dabei die Höhe der Arbeitszufriedenheit wider. Die Antwortmöglichkeiten reichten von 1 (geringe Arbeitszufriedenheit) bis 4 (hohe Arbeitszufriedenheit) (vgl. Stordeur et al. 2005: 33, 37).

Norwegen führt diesen Bereich mit einem Mittelwert von 3,0 an. Das niedrigste Ergebnis wurde mit 2,4 in Italien ermittelt. Deutschland liegt bei 2,5 gemeinsam mit Frankreich und der Slowakei nur knapp darüber.

Die folgende Abbildung zeigt das Gesamtergebnis der Länder.

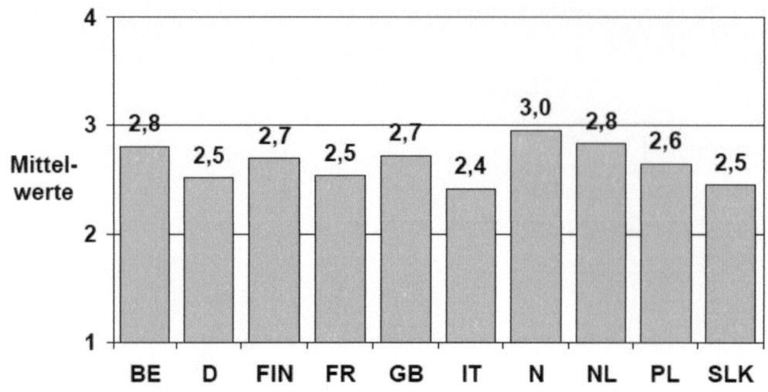

Abb. 3.2: Mittelwerte der NEXT – Studie für Arbeitszufriedenheit nach Ländern. – Quelle: Stordeur et al. 2005: 37.

Im Gesamtbild sind in den teilnehmenden Ländern deutliche Unterschiede in der Arbeitszufriedenheit erkennbar.

In Deutschland wurde im Speziellen hinsichtlich der Zukunftsaussichten der Arbeit, der psychologischen Unterstützung am Arbeitsplatz und der körperlichen Arbeitsbedingungen eine geringe Zufriedenheit gemessen.

Geschlechterspezifisch wurde insgesamt bei den Frauen die Zufriedenheit höher bewertet. Bezogen auf die Anzahl der Dienstjahre konnte festgestellt werden, dass die Arbeitszufriedenheit nach zehn bis 15 Jahren am niedrigsten eingestuft wird. Dies entspricht in etwa einem Lebensalter von 30 Jahren.

Mit zunehmendem Ausbildungsniveau ist eine Abnahme der Zufriedenheit festzustellen, wobei sie bei Befragten mit Leitungsposition wieder höher angesiedelt ist.

Aufgeschlüsselt nach Arbeitsbereichen liegt auch hier die Ambulante Pflege mit einem Mittelwert von 2,81 an erster und das Krankenhaus mit dem Wert 2,58 an letzter Stelle.

Tab. 3.2: Unterschiede in der Arbeitszufriedenheit je nach Arbeitsbereich (vgl. Stordeur et al. 2005: 37) (eigene Darstellung)

Arbeitsbereich	Mittelwert
Ambulante Pflege	2,81
Stationäre Altenpflege	2,65
Krankenhaus	2,58

Diese Unterschiede sind in erster Linie auf die Antworten nach der Zufriedenheit mit den Arbeitsbedingungen zurück zu führen (vgl. Stordeur et al. 2005: 37). Jedoch ist hier ebenso die gleiche Rangfolge festzustellen wie bei der Bewertung der Führungsqualität. Ein deutlicher Zusammenhang zwischen der Arbeitszufriedenheit und der Absicht, den Beruf zu verlassen, ist erkennbar (vgl. Stordeur et al. 2005: 37).

3.1.3 Ergebnisse zur Bindung

Die Messung der Bindung wurde unterschieden in die Bindung an die Organisation und die Bindung an die Profession. Dabei ging es um die affektive Bindung der Befragten, bei der es sich um die Identifikation mit der Einrichtung und die emotionale Bindung an diese handelt.

Sie ist Ausdruck dafür, wie weit der Mitarbeiter an die Werte und Ziele der Organisation glaubt und in dieser bleibt weil er das selbst so möchte.

Bei der Erhebung waren Antworten auf einer fünfstufigen Skala möglich. Dabei drückt die Höhe des Wertes die Höhe der Bindung an die Organisation und die Profession aus (vgl. Stordeur et al. 2005: 32, 33).

Das Gesamtergebnis zeigt in allen teilnehmenden Ländern eine signifikant höhere Bindung an den Beruf als an die Organisation. In der Praxis zeigt sich dies durch einen für Pflegekräfte leichten Wechsel von einer Einrichtung im Gesundheitswesen in eine andere, ohne den Pflegeberuf zu verlassen. Deutschland liegt hier im Vergleich mit den anderen Ländern im Bereich der organisationalen Bindung mit einem Wert von 3,3 im unteren Mittelfeld (Höchstwert 3,8 in Finnland).

Die berufliche Bindung bewegt sich in allen Ländern auf der Spanne zwischen 3,8 (Großbritannien) und 4,3 (Frankreich). Deutschland bewegt sich mit 3,9 im Ländervergleich im unteren Bereich.

Eine Gesamtergebnisübersicht zeigt folgende Abbildung.

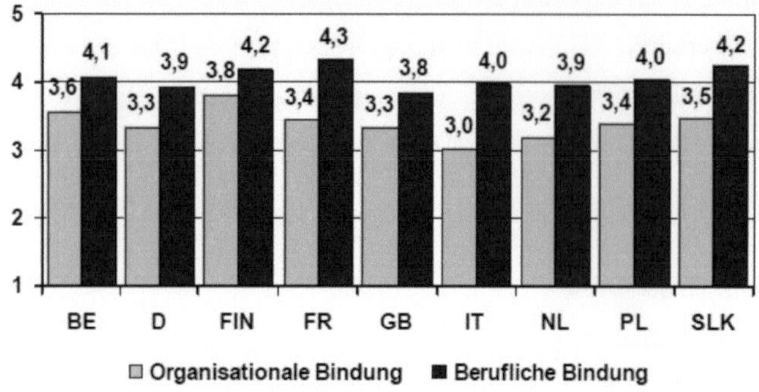

Abb. 3.3: Mittelwerte der NEXT – Studie für organisationale und berufliche Bindung nach Ländern. – Quelle: Stordeur et al. 2005: 40.

Die affektive Bindung hinsichtlich der Einrichtung wie auch des Berufes zeigt Unterschiede im Vergleich der verschiedenen Einrichtungstypen (Krankenhaus, Altenheim, Ambulante Pflege, Gemeindenahe Gesundheitsversorgung) (vgl. Stordeur et al. 2005: 41).

Mit dem Mittelwert 3,8 liegt im Bereich der organisationalen Bindung die Gemeindenahe Gesundheitsversorgung an erster, und das Krankenhaus mit dem Wert 3,3 an letzter Stelle. Die berufliche Bindung ist in den vier Einrichtungstypen mit Werten zwischen 4,0 und 4,2 nahe beieinander.

Folgende Abbildung veranschaulicht die Werte.

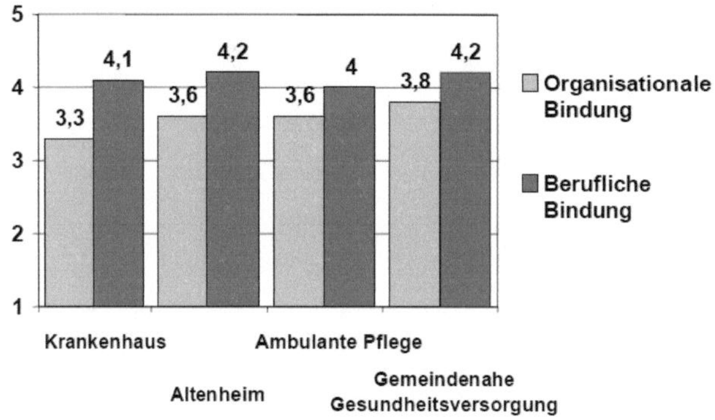

Abb. 3.4: Mittelwerte der NEXT – Studie für organisationale und berufliche Bindung nach Einrichtungstypen. – Quelle: Stordeur et al. 2005: 41.

Die Ermittlung des Zusammenhangs der affektiven Bindung, sowohl organisational als auch beruflich, mit der Absicht, den Pflegeberuf zu verlassen, ergab eindeutig, dass der Gedanke an den Berufsausstieg zunimmt, je geringer die Bindung eingeschätzt wird (vgl. Stordeur et al. 2005: 42).
Hinsichtlich der Berufsjahre zeigt sich eine größere Bindung bei Pflegekräften, die bis zu einem Jahr gearbeitet haben, da sich die affektive Bindung vor allem bezogen auf die Beruf-Identifikation in den frühen Stadien einer Karriere entwickelt, in späterer Zeit jedoch von geringerer Intensität ist (vgl. Stordeur et al. 2005: 43).

3.1.4 Ergebnisse zur sozialen Unterstützung durch direkte Vorgesetzte

Das Verhältnis zwischen direktem Vorgesetzten und Mitarbeiter steht im Mittelpunkt eines positiven Arbeitsklimas. Es bildet einen wichtigen Bestandteil der Arbeitszufriedenheit.
Dabei kann das Arbeitsklima vom Management entscheidend – positiv wie negativ – beeinflusst werden (vgl. Heijden, Kümmerling 2005: 49). Die Befragung zu diesem Bereich umfasste folgende Inhalte:

- Würdigung des Wertes und der Ergebnisse der Arbeit durch den direkten Vorgesetzten.
- Äußerung der Meinung des direkten Vorgesetzten zur verrichteten Arbeit.
- Unterstützung des direkten Vorgesetzten bei der Ausführung der Aufgaben.
- Unterstützender Rat durch den direkten Vorgesetzten.

Die Beantwortung der Fragen erfolgte auf einer fünfstufigen Skala. Je geringer die Unterstützung durch den Vorgesetzten eingestuft wurde, desto geringer war der Bewertungsgrad (vgl. Heijden, Kümmerling 2005: 50).
Die Ergebnisse bewegen sich im Ländervergleich insgesamt alle im Mittelfeld mit Werten von 2,9 (Polen) bis 3,4 (Belgien). Deutschland steht mit einem Mittelwert von 3,3 an zweiter Stelle.

Das Gesamtergebnis der teilnehmenden Länder zeigt folgende Abbildung.

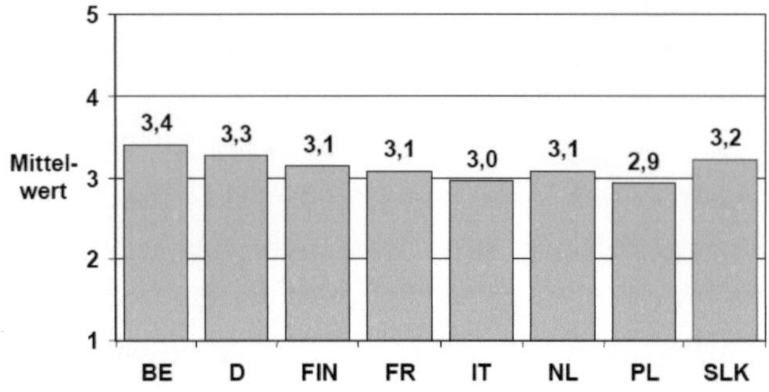

Abb. 3.5: Mittelwerte der NEXT – Studie für soziale Unterstützung durch direkte Vorgesetzte. – Quelle: Heijden, Kümmerling. 2005: 52.

Die Hypothese, dass das Lebensalter Einfluss auf die Unterstützung des Vorgesetzten hat, konnte bei der Befragung in allen Ländern nicht bestätigt werden. Jedoch zeigen die insgesamt niedrigen Ergebnisse auch in diesem Bereich einen deutlichen Zusammenhang zwischen der wahrgenommenen sozialen Unterstützung durch Vorgesetzte und der Absicht, den Pflegeberuf zu verlassen (vgl. Heijden, Kümmerling 2005: 52, 53).

3.2 Pflege-Thermometer 2009

Beim Pflege-Thermometer 2009 handelt es sich um die bislang größte zusammenhängende Befragung von Pflegekräften in Deutschland. Der Schwerpunkt war auf Themen gerichtet, die in allgemeinen und somatisch ausgerichteten Krankenhäusern vordergründig sind. Von den insgesamt 14.000 beteiligten Pflegekräften konnten über 10.600 vollständige, umfassend auswertbare Datensätze gewonnen werden (vgl. Isfort, Weidner 2010b: 12, 13).

Die Fragen bezogen sich auf berufliche Belastungen, Patientenversorgung und –sicherheit, Koordination und Kooperation sowie auf das Berufsbild an sich. Ziel der Befragung war primär, auf breiter Basis eine deskriptive Einschätzung aus Sicht von klinisch tätigen Pflegenden zu erheben (vgl. Isfort, Weidner 2010b: 5, 38).

Aus der Befragung geht hervor, dass die Mehrzahl der Befragten als ausgebildete Gesundheits- und Krankenpflegende in einem Allgemeinkrankenhaus oder einer Universitätsklinik im bettenführenden Bereich oder auf einer Intensivstation in Vollzeit unbefristet tätig ist. Dies lässt verlässliche Aussagen hinsichtlich der beruflichen Wirklichkeit für Pflegende im Krankenhaus zu (vgl. Isfort, Weidner 2010b: 41).

Die Entwicklungschancen in der Pflege werden insgesamt von mehr als jedem zweiten Befragten als gut eingeschätzt, wobei die positive Einschätzung in den Altersgruppen unter 20 und zwischen 20 und 25 am ausgeprägtesten ist. Hier wird die pflegerische Ausbildung mit ihren vielfältigen Optionen und hoher Arbeitsplatzsicherheit als guter Ausgangspunkt für die weitere berufliche Entwicklung betrachtet. Jeder vierte Befragte verbindet seine Karriereplanung mit einem Studium.

Dieses Ergebnis gilt für alle Altersgruppen; zu studieren ist somit nicht nur bei jungen Pflegekräften von Interesse. Gleichermaßen bildet sich dies in den Hochschulen ab. Das Einstiegsalter in pflegerischen Studiengängen liegt im Durchschnitt wesentlich höher als in anderen Studiengängen.

Eine Unterstützung durch den Arbeitgeber in der persönlichen beruflichen Entwicklung erfährt jeder zweite Befragte.

Hinsichtlich der Arbeitsbelastungen und Arbeitsplatzbedingungen muss die Einschätzung, dass nur jeder zweite Befragte den Verbleib im Pflegeberuf bis zum Rentenalter plant, jedoch als kritischer Hinweis betrachtet werden (vgl. Isfort, Weidner 2010b: 42 ff.).

Die folgende Tabelle veranschaulicht im Überblick die Einschätzung der beruflichen Situation.

Tab. 3.3: Einschätzungen zur beruflichen Situation im Pflege-Thermometer 2009 (vgl. Isfort, Weidner 2010b: 42ff.) (eigene Darstellung)

Frage	*trifft voll zu*	*trifft eher zu*	*trifft eher nicht zu*	*trifft gar nicht zu*	*keine Angabe*
Ich strebe ein weiterführendes Studium im Pflegebereich an (z.B. Pflegemanagement, Pflegepädagogik, Pflegewissenschaft)	**11,5 %**	**12,2 %**	**22,4 %**	**48,6 %**	**5,4 %**
Ich fühle mich durch meinen Arbeitgeber beruflich unterstützt und gefördert	**9,5 %**	**38,6 %**	**37,0 %**	**13,0 %**	**1,9 %**
In der Pflege gibt es für mich gute berufliche Entwicklungschancen	**13,2 %**	**40,9 %**	**37,7 %**	**6,6 %**	**1,6 %**
Ich plane einen Verbleib im Pflegeberuf bis zum Eintritt ins Rentenalter	**22,9 %**	**29,3 %**	**21,6 %**	**19,9 %**	**6,3 %**

4 Führungsqualität im Kontext

Aus den vorangegangenen Kapiteln kann geschlossen werden, dass ein wesentliches Aufgabengebiet der Führungskraft darin besteht, sich als Dienstleister für die internen Kunden, also für ihre Mitarbeiter, zu engagieren (vgl. Kunz, Siewers 2001: 75). Wie in Kapitel 1.1 bereits erwähnt, ist die Art und Weise der Ausführung einer Pflegehandlung im Sinne einer Dienstleistung von der Person abhängig, die sie erbringt.

In eben diesem Zusammenhang ist eine Nähe zwischen Führung und Dienstleistung erkennbar, denn nicht selten hängt es vom unmittelbaren Vorgesetzten ab, wie lange ein Mitarbeiter im Unternehmen bleibt und wie produktiv er in dieser Zeit ist (vgl. Buckingham, Coffman 2001: 31). Daher muss die Führungskraft überzeugend und richtungsweisend Sinn vermitteln und somit die Einsatzbereitschaft fördern (vgl. Hinterhuber, Krauthammer 2001: 18).

Eine von Kundenorientierung geprägte Unternehmensphilosophie wird also als gelebte Realität entscheidend im konkreten Verhalten der Führungskräfte sichtbar (vgl. Nerdinger, Rosenstiel 1999: 179).

Qualitativ hochwertige Führung entsteht nicht nebenbei, sondern bedarf eines ausdauernden, beständigen Trainings. Malik bringt dies mit folgendem Zitat treffend auf den Punkt:

„Selbst jene Leute, die Talent haben, müssen trainieren, mit dem Werkzeug umzugehen. Kein Chirurg kommt mit der angeborenen Fähigkeit zur Welt, eine Knochensäge oder ein Laserskalpell zu bedienen. Aber auch Menschen mit großem Talent müssen den Umgang zum Beispiel mit dem Tennis- oder Golfschläger trainieren. Bemerkenswert ist – dieser Gedanke ist im Management kaum zu finden –, dass gerade die größten Talente auch in aller Regel das intensivste Training betreiben – nicht nur im Sport, sondern auf allen Gebieten. Besonders gut zu sehen ist das in der Musik." (Malik 2006: 71).

Bezogen auf die Mitarbeiterführung ist der Dreh- und Angelpunkt dabei stets der Mensch, denn im Kern sind die Handlungen und Entscheidungen, die Menschen betreffen die wichtigsten einer Führungskraft. Sie haben langfristige Konsequenzen, können nur schwer rückgängig gemacht werden und entscheiden über die Leistungsfähigkeit der Organisation. Zudem drücken sie den Kompetenzgrad des Managements aus und machen dessen Werte sichtbar (vgl. Drucker 2006: 61 ff.).

Nicht zuletzt wirkt sich das Handeln von Führungskräften über die Zufriedenheit der Mitarbeiter auch auf deren Ehepartner und Kinder aus. Sie sind sehr häufig mit betroffen von Stimmungen und Gefühlen, und somit indirekt vom Management (vgl. Malik 2006: 64 f.). Deren Befindlichkeit wirkt sich dann wiederum auf den Mitarbeiter und dessen Arbeitsmoral aus.

In diesem Sinne setzen sich Werkzeuge einer mitarbeiterorientierten Führung aus mehreren Komponenten beziehungsweise Prinzipien zusammen.

Sie wurden für diese Arbeit sorgfältig und zielführend ausgewählt und werden nun in den Dimensionen der Dienstleistungsqualität nach Donabedian eingeordnet.

4.1 Potenzialqualität

„Hier steht die Wahrnehmung der Strukturen und Potenziale des Dienstleistungsanbieters im Vordergrund." (Bruhn 2011: 50). Für die Führungskraft beinhaltet dies grundlegende Merkmale und Prinzipien, die gelebt werden müssen. Sie sind Voraussetzung für eine erfolgreiche Ausgestaltung der Führungsaufgabe.

4.1.1 Authentizität und Integrität

Diese beiden Begriffe sind aus dem Profil einer Führungskraft nicht weg zu denken und bedingen sich gegenseitig. Im Kern handelt es sich dabei um die Eigenschaften

- Ehrlichkeit,
- Glaubwürdigkeit und
- Vertrauenswürdigkeit.

Sie stehen in enger Verbindung zueinander.

Führungskräfte sind gut beraten, auch in schwierigen Situationen die Wahrheit zu sagen. Der Aufbau und die Aufrechterhaltung einer Fassade würde Energien in einem Ausmaß binden, das bei den Mitarbeitern nicht unbemerkt bleiben und Misstrauen schüren würde (vgl. Hettl 2010: 17 ff.; vgl. Schüller 2006: 89).

Eine gute Führungskraft kennt ihre Ecken und Kanten und weiß, dass sie sich kontinuierlich entwickeln kann und muss. Ihr Auftreten ist glaubwürdig, die Mitarbeiter können sich auf das Wort ihres Vorgesetzten verlassen. Nicht zuletzt wird diese Eigenschaft auch im Umgang mit den eigenen Schwächen deutlich. Offenheit und Ehrlichkeit in diesem Bereich bewegen Mitarbeiter gleichermaßen zu einem entsprechenden Handeln und zeugt von Menschlichkeit (vgl. Malik 2006: 144 ff.; vgl. Bruce, Pepitone 2001: 114).

4.1.2 Vorbild

Mitarbeiter orientieren sich am Vorgesetzten und dessen Handlungen. Im positiven Sinn kann dies nur geschehen, wenn der Vorgesetzte sich die Akzeptanz seiner Angestellten erworben hat. Dies geht zwingend mit einer Vorbildfunktion einher, welcher sich die Führungskraft zu jeder Zeit bewusst sein muss (vgl. Hettl 2010: 30).

Sie muss sich der Verantwortung der Vorbildrolle stellen und sich stets darüber im Klaren sein, dass sie deshalb dort steht wo sie steht, weil sie selbst es so wollte (vgl. Cox, Hoover 1995: 4).

Um ein treffendes Beispiel zu geben, kommt es darauf an, mit gelebten Werten und sozialer Verantwortung Engagement zu zeigen. Im Kern drückt dies die Eigenschaft aus, das Verhalten, welches man vom Mitarbeiter verlangt, auch selbst in vollem Umfang zu erfüllen und die Erwartungen vorzuleben.

Dies ist eine der anspruchsvollsten und wesentlichsten Aufgaben einer Führungskraft (vgl. Bruce, Pepitone 2001: 84, 123). Sie soll daher vielmehr als Chance betrachtet und als Möglichkeit genutzt werden Zeichen zu setzen, da Verhalten und Handeln von Vorgesetzten stets gesehen und besprochen wird (vgl. Comelli, Rosenstiel 2001: 107).

Dies sollte die Führungskraft motivieren, als eine Persönlichkeit wahrgenommen zu werden, die eine positive Antwort auf folgende Frage zulässt: *„Würde ich wollen, dass mein Sohn oder meine Tochter sich diesen Menschen als Beispiel nimmt?“* (Malik 2006: 250).

4.1.3 Transparenz

Transparenz ist grundlegend notwendig. Sie beschränkt sich nicht nur auf die Informationen, die jeder Mitarbeiter für seine Aufgabenerfüllung benötigt, sondern umfasst auch die Gestaltung aller betrieblichen Prozesse in offener und klarer Form. So kann jeder Mitarbeiter sie verstehen und sich mit ihnen auseinander setzen (vgl. Rosche 2005: 97). Damit schafft Transparenz Vertrauen und wirkt präventiv gegen Spekulationen, Gerüchte, Ängste und Frustration.

Die Mitarbeiter fühlen sich – Ehrlichkeit und offene Kommunikation vorausgesetzt – eingebunden in einen betrieblichen Gesamtkontext. Dies trägt wesentlich dazu bei, dass sich bei allen Beteiligten ein Gefühl von Sicherheit entwickeln kann (vgl. Schüller 2006: 36, 70, 86).

4.1.4 Positive Fehlerkultur

Die Grundlage einer positiven Fehlerkultur liegt in der Schaffung eines Klimas, welches Raum bietet für

- Experimente,
- Innovationen,
- Wissensaneignung und
- Wissensumsetzung.

Ein solches Arbeitsklima ist frei von Angst und Misstrauen und Voraussetzung für eine langfristige Leistungssteigerung (vgl. Pfeffer, Sutton 2000: 140).

Wer bei Mitarbeitern Angst auslöst, sie an den Pranger stellt und Fehler wie Todsünden behandelt, begeht selbst einen schlimmen Führungsverstoß.

Dies erzeugt neben Versagensängsten Dauerstress und Aggressivität und führt zu Versuchen, Fehler zu verbergen und nach Schuldigen statt nach Lösungen zu suchen. In der Folge passieren die gleichen Fehler immer wieder (vgl. Schüller 2006: 74 f.).

Selbstverständlich muss ein Mitarbeiter einen Fehler oder ein nicht den Regeln entsprechendes Verhalten korrigieren. Dies setzt voraus, dass sein Vorgesetzter signalisiert, wenn er mit bestimmten Handlungen nicht einverstanden ist und mit ihm darüber spricht. Damit lässt sich unerwünschtes Verhalten vorbeugen und es entsteht eine positive Erfahrung, zumal es zunächst vielen Menschen schwer fällt, einen Fehler zuzugeben und sie es als peinlich empfinden (vgl. Hettl 2010: 80).

Wenn die Führungskraft eine konstruktive, einfühlsame Fehlerkultur etabliert, in der besprochene Fehler als Lernchancen gesehen werden, kann eine gesteigerte Arbeitsfreude sowie eine sinkende Fehlerrate beobachtet werden. (vgl. Schüller 2006: 94). Lassen sich Kritik – und womöglich auch Sanktionen – nicht vermeiden, so muss sich der Mitarbeiter dennoch auf die Unterstützung seines Chefs nach außen verlassen können (vgl. Malik 2006: 144).

Auch Vorgesetzten können Fehler unterlaufen. Eine positive Fehlerkultur sich selbst gegenüber muss hier ebenso selbstverständlich sein und die Führungskraft sollte das Pflichtgefühl besitzen, ihren Fehler einzugestehen. Vermutlich würden die Mitarbeiter es ohnehin merken und sich im schlechtesten Fall auf den Gängen darüber austauschen.

Um dies zu verhindern, ist es notwendig, Fehler offen zu bekennen und in Diskussionen den Ursachen auf den Grund zu gehen, damit weitere in Zukunft vermieden werden können (vgl. Schüller 2006: 74).

4.1.5 Stärken und Schwächen

Jeder Mensch ist mit unterschiedlichen und vielfältigen Fähigkeiten ausgestattet. Für eine wirksame, mitarbeiter- und ergebnisorientierte Führung ist deren Erkennung und Nutzung von besonderer Bedeutung.

Zwar müssen Vorgesetzte beim Erfassen von Schwächen weniger Zeit und Erfahrung investieren, doch wäre es zunächst sinnvoller, auf spezifische Stärken des Mitarbeiters zu achten (vgl. Malik 2006: 130). Drucker bekräftigt dies: „Aber effektive Führungskräfte beginnen nicht damit, nach Schwächen zu suchen. Sie können Leistung nicht auf Schwächen gründen. Sie können nur auf Stärken setzen.“ (Drucker 2006: 66).

Es kommt also im Wesentlichen darauf an Stärken zu nutzen, und zwar jene, die nicht erst entwickelt werden müssen, sondern bereits vorhanden sind. Denn dort wo der Mensch seine Stärken hat, fällt es ihm meist leichter, gute Leistungen zu erzielen. Diese bedürfen nicht einer besonderen Aufforderung, sondern werden aufgrund des persönlichen Interesses weitgehend freiwillig erbracht. Daher ist es bei der Gestaltung und Verteilung der Aufgaben sinnvoll, bei möglichst vielen Menschen die natürlichen Begabungen und Stärken zu nutzen (vgl. Malik 2006: 122; vgl. Malik 2007: 87).

Freilich darf man dabei nicht der Illusion erliegen, dass es nur noch Aufgaben geben kann, welche große Freude bereiten.

Im Großen und Ganzen kommt es für die Menschen darauf an, ein interessantes Betätigungsfeld mit möglichst autonomen Gestaltungsmöglichkeiten zu haben. Dies steigert auch die Bereitschaft für unliebsame Routinetätigkeiten und fördert die Entwicklung zu besserer Arbeitsqualität (vgl. Schüller 2006: 109).

4.1.6 Selbstreflexion

Selbst nachweislich gute, erfolgreiche Konzepte reichen nicht unbegrenzt aus und sollten immer wieder kritisch hinterfragt werden. Aber nicht allein die Überarbeitung der Konzepte ist ausschlaggebend.

Heute kann sich kein Dienstleistungserbringer den Luxus leisten, auf der Stelle zu treten. Dies trifft in besonderem Maße für die Führungskraft als Dienstleistungserbringer am Mitarbeiter zu (vgl. Pieler 2003: 28). Nur wer seine Einstellung und sein Handeln mit der Bereitschaft, an sich selbst zu arbeiten, fortwährend reflektiert, wird als Führungspersönlichkeit zu dauerhaftem Erfolg des Unternehmens beitragen (vgl. Cox, Hoover 1995: 24; vgl. Hettl 2010: 79). Ein Vorgesetzter, der in der Lage ist, seine eigenen Verhaltensweisen sachlich zu analysieren und gegebenenfalls zu verändern, kann dies auch von seinen Mitarbeitern einfordern.

Auf diese Weise lässt sich auch die Bereitschaft für komplexere Ziele erreichen (vgl. Becker 2005: 60; vgl. Hettl 2010: 14).

Zur Selbstreflexion gehört es auch, sich diese hier aufgeführten Prinzipien täglich neu ins Bewusstsein zu rücken, so dass eine hochwertige Prozessqualität erreicht werden kann.

4.2 Prozessqualität

„Hierunter ist die Einschätzung der Prozesse während der Leistungserstellung zu verstehen." (Bruhn 2011: 50). Bezogen auf die Qualität der Führungsleistung gilt das Augenmerk der Inspiration und Stärkung der Mitarbeiter, wobei folgende Prozesskriterien zur Zielerreichung wesentlich sind (vgl. Stordeur et al. 2005: 31). Die Reihenfolge der Darstellung stellt hierbei keine Rangordnung dar.

Es handelt sich vielmehr um ineinander greifende und sich gegenseitig bedingende Merkmale.

4.2.1 Motivation

In der Managementliteratur wird der Motivationsbegriff in vielfältigen Varianten und Teilaspekten angeboten. Die Autorin verzichtet in dieser Arbeit auf eine weitere Unterteilung und konzentriert sich auf die Motivation der Führungskraft selbst und ihre Möglichkeiten, Motivation beim Mitarbeiter zu erzeugen bzw. aufrecht zu erhalten.

Personen in Leitungsfunktion dürfen nicht ausschließlich darauf warten, von anderen motiviert zu werden. Dies könnte eigene kreative Initiativen verhindern oder lähmen. Vielmehr sind innere Aufgeschlossenheit und Bereitschaft gefragt. Hinzu kommt die Fähigkeit, möglichst vielen Mitarbeitern einen Weg zu zeigen, um ebenfalls Selbstmotivation zu erlangen (vgl. Malik 2007: 252).

Dieser Anspruch klingt zunächst sehr idealistisch, und in der Tat verbinden sehr viele Menschen ihre tägliche Aufgabenerfüllung vorrangig mit der Pflicht, welche sie vertraglich eingegangen sind. Dabei spielen sowohl Gewohnheiten als auch die Orientierung an anderen Menschen eine große Rolle, und hier rückt die Bedeutung der Führungskraft verstärkt in den Fokus (vgl. Malik 2007: 251 f.).

Sie muss sich stets darüber im Klaren sein, dass sie erheblichen Einfluss auf die Motivation ihrer Mitarbeiter ausübt.

Daher ist es wichtig, das eigene Verhalten auf positive Auswirkungen auszurichten. Diese können durchaus bestärkt werden, wenn die Mitarbeiter die Aufmerksamkeit bemerken, die von ihren Vorgesetzten ihrer Arbeit zukommt (vgl. Bruce, Pepitone 2001: 23, 184).

Das ist allerdings nur dann nachhaltig möglich, wenn sich die Führungskraft in die Arbeitsbereiche hinein begibt, direkt vor Ort ein ‚konsequentes Follow-through' betreibt und ihren Untergebenen Erfolge, auch wenn sie klein sind, unmittelbar sichtbar macht (vgl. Malik 2006: 223). Daran kann der Mitarbeiter erkennen, dass sein Beitrag beachtet wird und wichtig ist. Dies wirkt motivationsfördernd und nicht selten entscheidend für die Arbeitszufriedenheit und somit für den Erfolg. Und wenn die Arbeit als sinnvoll erlebt wird, mit dem nötigen Freiraum und Unterstützung bei der Zielerreichung, liegt der Anreiz oft in der Tätigkeit an sich, und häufig sind Mitarbeiter dann in der Lage, sich selbst zu motivieren und motiviert zu bleiben (vgl. Hettl 2010: 49, 53).

Der Einfluss von Vorgesetzten auf die Motivation ist also durchaus gegeben, jedoch sind ihm auch Grenzen gesetzt. Aussagen darüber, welche Inhalte oder Bedingungen der Arbeit motivierend wirken, lassen sich allgemein nicht machen. Man muss stets jedes Individuum mit seinen Besonderheiten beobachten und im Rahmen des Möglichen ermitteln, inwieweit bestimmte Aufgaben für den Einzelnen von Interesse und bewältigbar sind (vgl. Comelli, Rosenstiel 2001: 45).

4.2.2 Vertrauen

„Es ist bemerkenswert, dass es viel Literatur über Motivation gibt, aber fast nichts über Vertrauen. Vertrauen in Organisationen gehört zu den am wenigsten erforschten Gebieten – und dies kontrastiert mit der Bedeutung, die dieses Element hat.“ (Malik 2007: 88).

Malik betont dabei, dass gute Manager

a) alles tun, um Vertrauen zu schaffen und
b) alles verhindern, was Vertrauen unterminiert,

da es im Zweifel immer auf das gegenseitige Vertrauen ankommt (vgl. Malik 2007: 88). Hellmich merkt an, dass laut wissenschaftlicher Studien des Institutes für Demoskopie und des Wirtschaftsministeriums 80 Prozent der Mitarbeiter Angst vor ihrem Chef haben.

Vertrauen ist dann nicht möglich und unter solchen Voraussetzungen wird ein Vorgesetzter weder Informationen erhalten noch wird er Näheres über seine Mitarbeiter erfahren, und Misserfolge werden kaum mit ihm besprochen werden (vgl. Hellmich 2006: 26).

Vertrauen ist also die Grundlage für eine stabile, ehrliche und gelebte Unternehmenskultur und Voraussetzung für Motivation und Leistung. Ohne Vertrauen würden Motivationsversuche sogar meist als Manipulation empfunden werden. Dagegen kann eine stabile Vertrauensbasis Motivationsprogramme auf ein Minimum reduzieren und dies bedarf noch nicht einmal besonderer Fähigkeiten, geschweige denn einer Theorie. Benötigt werden konsistentes Verhalten, Verlässlichkeit und charakterliche Integrität (vgl. Malik 2007: 253 f.).

Selbstverständlich gibt es keine Organisation, in der täglich nur Jubel und Freude herrscht. Wenn aber das Verhältnis zwischen Mitarbeiter und Vorgesetzten auf Vertrauen basiert wird der Stellenwert von Missstimmungen, Unzufriedenheiten und Konflikten deutlich geringer sein. Die Mitarbeiter müssen sich nur sicher sein können, dass sie sich im Ernstfall auf ihren Chef verlassen können (vgl. Malik 2006: 143). Erhält der Mitarbeiter Vertrauen, gekoppelt mit einer gewissen Souveränität und Entscheidungsfreiheit, so sind die besten Voraussetzungen für die Entstehung von Eigenmotivation gegeben. Ergo ist jede Führungskraft gut beraten, ihre Position zu nutzen, um Vertrauen in ihre Person und in das Unternehmen aufzubauen (vgl. Hettl 2010: 30; vgl. Bruce, Pepitone 2001: 113).

4.2.3 Kommunikation

Kommunikation ist keine Aufgabe an sich, kein Selbstzweck. Sie ist ein Medium, welches zur Aufgabenerfüllung genutzt und in der Führung unumgänglich ist. Hierbei handelt es sich um einen permanenten Prozess bei dem professionelle Fähigkeiten des Vorgesetzten gefordert sind, denn Kommunikation in der Mitarbeiterführung lässt sich nicht ohne intensiven Einsatz ausüben (vgl. Malik 2007: 76; vgl. Hettl 2010: 87). Dabei besitzt sie neben der Informationsvermittlung eine deutlich umfassendere Funktion. So kann sie zum Beispiel Veränderungen in folgenden Bereichen auslösen:

Meinungen – Interessen – Einstellungen – Aufgabenstellungen – Ziele – Werthaltungen – Verhaltensregeln.

Diese Aspekte verdeutlichen die Relevanz effektiver Kommunikation für die Lebensfähigkeit, Innovationskraft und Entwicklung einer Organisation (vgl. Haun 2002: 117).

Es kommt allerdings nicht allein auf das bloße Stattfinden von Kommunikation an, sondern vielmehr auf die Art und Weise wie sie erfolgt. Mitdenkende Mitarbeiter wollen überzeugt werden, – und zwar im Dialog, nicht per Rundschreiben. Denn im persönlichen Kontakt spiegelt sich die eigene Werthaltung – zum Beispiel in Form von Wertschätzung – wider, was bei Mitarbeitern eine nicht zu unterschätzend große Wirkung hinterlässt (vgl. Hölzerkopf 2005: 79; 170). Wenn der Vorgesetzte offen, direkt und ehrlich ein Kommunikationsklima mit ungehindertem Ideenaustausch schafft, können sich Phantasie und Kreativität entfalten (vgl. Comelli, Rosenstiel 2001: 130, 233).

Daneben ist ein wesentliches Qualitätsmerkmal für das Kommunikationsverhalten einer Führungskraft die Fähigkeit des Zuhörens, und zwar die des aktiven Zuhörens. Der Gesprächspartner freut sich über die Aufmerksamkeit und das Interesse und fühlt sich verstanden, was sowohl berufliche als auch private Beziehungen verbessern kann (vgl. Hellmich 2006: 63 f.).

Als aufmerksamer Zuhörer fragt man gerne nach, und nicht selten ist man überrascht, welche Dinge man dabei erfährt (vgl. Bruce, Pepitone 2001: 113).

Allerdings lässt sich nicht leugnen, dass Kommunikation durchaus schwierige Situationen in sich bergen kann, insbesondere bei Konflikten. Dann zeugt es von Persönlichkeit, wenn die Führungskraft ehrlich sagt, wie ihr selbst zumute ist.
Wer mittels einer Ich-Botschaft Gefühle zulässt, kann damit Tür und Tor für einen Dialog öffnen und damit selbst den ersten Schritt in eine neue Richtung gehen – auch bei zunächst abweisenden Mitarbeitern (vgl. Schüller 2006: 101).

4.2.4 Wertschätzung

„Gehen Sie davon aus, dass persönliche Weiterentwicklung, Anerkennung, Kreativität und sinnvolle Arbeit für Ihre Mitarbeiter ebenso wichtig sind wie für Sie selbst." (Bruce, Pepitone 2001: 36).
Jeder Führungskraft dürfte daher bewusst sein, dass Menschen jenes Verhalten verstärken, für welches sie Anerkennung bekommen.
Dabei bedeutet Anerkennung Wertschätzung der Person und ihrer Fähigkeiten, was sowohl verbal als auch in Mimik und Gestik zum Ausdruck kommt.
Es trägt zu einem positiven Klima bei, in dem Lust auf Leistung, Verantwortungsbereitschaft und Engagement gedeihen (vgl. Schüller 2006: 37; vgl. Hellmich 2006: 74). Hieraus wird deutlich, dass Wertschätzung eine permanente Führungsaufgabe darstellt, die nicht nur für eine positive Einstellung sorgt, sondern auch negative Verhaltensweisen wie Aggressionen verhindern kann.
Im besten Fall führt sie zu Verbundenheit und Identifikation mit dem Unternehmen (vgl. Schüller 2006: 61).
Ein wesentliches Mittel für Anerkennung ist das Lob. Loben heißt Maßstäbe setzten und Orientierung vermitteln, nicht nur für die direkt gelobte Person, sondern auch für andere. Dabei braucht es für wirksames Lob zwei grundlegende Voraussetzungen:

- Es muss von einer Person kommen, die man respektiert, – und zwar sowohl als Mensch als auch aufgrund seiner Leistungen.
- Es muss für die richtigen Leistungen erfolgen, die die üblichen und zu erwartenden Arbeitsergebnisse deutlich übersteigen.

Ist dies nicht der Fall besteht die Gefahr, dass das Lob unwirksam bleibt (vgl. Malik 2006: 253). Jeder Mensch freut sich über wertschätzendes Lob. Es gehört zu seinen wichtigsten Bedürfnissen. Spontan und ehrlich ausgesprochen ist es Seelenbalsam und Motivationsschub zugleich.

Als Führungskraft muss man sich daher stets vor Augen halten, dass Mitarbeiter viel Positives erbringen (vgl. Schüller 2006: 87, 99). Schüller fasst die Thematik aussagekräftig zusammen:

„Wertschätzung sich selbst und anderen gegenüber ist der Schlüssel zur Führung. Wer Wertschätzung erhält, verändert sich. Und wer Wertschätzung gibt, führt die Menschen überall hin. Wertschätzung ist die beste Währung für Leistung.“ (Schüller 2006: 87).

4.2.5 Delegation

Delegation ist eine primäre Führungsaufgabe. Richtig eingesetzt wirkt sie effektiv und motivierend. Für diesen gewünschten Erfolg muss bei der Verteilung der Aufgaben explizit auf die individuellen Fähigkeiten und Neigungen der Mitarbeiter geachtet werden. Eine Übertragung ungeeigneter Aufgaben kann zu Frustrationserlebnissen und Demotivation führen, was allerdings manchmal nicht zu vermeiden ist.

Jedoch soll Delegation nicht nur Motivation erzeugen, sondern bereits vorhandene Eigenmotivation bewahren und verstärken. Wie bereits erwähnt erfordert die Realität immer wieder die Erledigung auch weniger interessanter, unliebsamer Aufgaben. Es kommt darauf an, diese mit dem rechten Maß und einer adäquaten Kommunikation der Notwendigkeit zu verteilen (vgl. Kell 2005: 197 ff.).

Im Kern liegt das Augenmerk auf achtsamer Delegation, um das ganze Können der Mitarbeiter zu mobilisieren und mit gutem Gewissen die Verantwortung für das Gelingen übertragen zu können (vgl. Berschneider 2005: 121).

4.3 Ergebnisqualität

„Diese Perspektive rückt die Beurteilung der erfolgten Leistung bzw. des Ergebnisses des Dienstleistungsprozesses in den Vordergrund.“ (Bruhn 2011: 50).

Für die Führungskraft, und im Besonderen für ihre Wirksamkeit, sind hinsichtlich der Mitarbeiterbindung und -gewinnung letztlich die Resultate aus der Potenzial- und der Prozessqualität die entscheidenden Beurteilungskriterien (vgl. Malik 2007: 83). Grundsätzlich kommt es auf die im Folgenden beschriebenen Ergebnisse an.

4.3.1 Wissen

Führungskräfte müssen für künftige Erfordernisse Lern- und Entwicklungsprozesse auslösen. Dies hat ihrer Führungsaufgabe, sowie ihrem persönlichen Selbstverständnis zu entsprechen und gilt für das eigene Verhalten, wie für das ihrer Mitarbeiter (vgl. Theymann, Hofmann 2001: 97).

Führungskräften, die sich gleichermaßen als Lernende begreifen und sich in Lernprozesse einbringen, gelingt es, gemeinsam mit den Mitarbeitern Veränderungs- und Entwicklungsprozesse zu gestalten, denn nur mit lernbereiten Führungskräften kann es eine lernende Organisation geben (vgl. Jetter 2001: 62).

Allerdings führen persönliche Erfahrungen, Werte und Einstellungen zu einer unterschiedlichen Bewertung von Informationen. Somit unterscheidet sich auch die Verknüpfung von neuem Wissen von Mensch zu Mensch, da es sich hier um eine häufig nicht bewusste, sehr persönliche Komponente handelt (vgl. Handlbauer, Renzl 2006: 153).

Daher schaffen wirksame Führungskräfte eine Arbeitsumgebung mit Menschen, die über fundiertes Wissen verfügen und danach handeln und setzten damit Maßstäbe. Somit geht Wissen, welches in Unternehmen gut in die Tat umgesetzt wird, häufig mit Vorgesetzten einher, denen Respekt, Bewunderung und Sympathie entgegengebracht wird (vgl. Pfeffer, Sutton 2000: 270, 276).

Wissen als Qualitätsmerkmal von Führung bedeutet also den Aufbau von Kernkompetenzen und einer Basis, die möglichst allen Mitarbeitern zugänglich ist und aus explizitem und implizitem Wissen besteht (vgl. Hinterhuber, Krauthammer 2001: 50). Jeder Mensch verfügt über beide Komponenten.

Dabei kann explizites Wissen leicht übertragen und in Datenbanken gespeichert werden. So steht es für alle in der gleichen Form zur Verfügung und ist jederzeit abrufbar.

Im Unterschied dazu besteht implizites Wissen zum Großteil aus individuellen Erfahrungen und ist daher nur schwer kodierbar. Der Austausch setzt überwiegend einen persönlichen Kontakt voraus und erfolgt häufig in Form des Modelllernens oder durch aktives Vollziehen (vgl. Handlbauer, Renzl 2006: 152).

Die Tabelle gibt einen Überblick zu den beiden Komponenten.

Tab. 4.1: Komponenten von explizitem und implizitem Wissen (vgl. Handlbauer, Renzl 2006: 152 f.) (eigene Darstellung)

Explizites Wissen	Implizites Wissen
- in kodierter Form verfügbar - leicht übertragbar - speicherbar in Datenbanken - leicht zugänglich	- beruht auf individuellen Erfahrungen - schwer kodierbar - meist nur durch aktives Vollziehen erfassbar → learning by doing - zum Austausch oft persönlicher Kontakt notwendig

Um diese unterschiedlichen Aspekte als tatsächlich angewandtes, nützliches Wissen im Unternehmen zu verankern, müssen folgende Lernmöglichkeiten gegeben sein:

- Gespräche mit und unter den Mitarbeitern,
- Lernen aus Fehlern und Erfolgen,
- Beobachtung erfahrener Kräfte bei der Arbeit und
- Schulung und Unterstützung neuer Mitarbeiter.

Daraus ist klar zu erkennen, dass man keine Millionen investieren muss um Wissenstransfer effektiv und effizient zu gestalten (vgl. Pfeffer, Sutton 2000: 27).
In den meisten Fällen gibt das implizite Wissen für die Entstehung neuer Ideen und Innovationen den Ausschlag. Dies ist dann möglich, wenn Personen mit heterogenem Wissen zielgerichtet kooperieren und kommunizieren (vgl. Hacker et al. 2005: 25). Eine wesentliche Voraussetzung dabei ist die Freiwilligkeit, und diese wiederum setzt eine gewisse intrinsische Motivation voraus.
Dann entstehen intellektuelle Zuwächse und je größer diese werden, umso effektiver wird weiteres Wissen aufgebaut und genutzt (vgl. Oelsnitz, Hahmann 2003: 46).

4.3.2 Loyalität

Loyalität, als Zeichen von Treue und emotionaler Verbundenheit, bedeutet Identifikation mit dem Unternehmen und dessen Interessen. Loyale Mitarbeiter machen sich Gedanken über die Zukunft und den Marktwert ihrer Firma, fühlen sich dort wohl und sprechen sowohl im Inneren als auch in der Öffentlichkeit oft, gerne und begeistert über sie. Diese Mund – zu – Mund – Werbung der eignen Leute prägt das Image der Organisation maßgeblich.

Um diese Art von Mitarbeitern entfacht sich der Wettbewerb und jede gute Führungskraft weiß, man bekommt sie nicht geschenkt. Mitarbeiterloyalität lässt sich nicht erzwingen und muss immer wieder neu verdient werden. Dabei spielt die Loyalität des Managements gegenüber den Arbeitnehmern eine wichtige Rolle.

Nehmen Vorgesetzte dies nicht ernst, bekommen sie die Quittung, die bis dahin reichen kann, dass Mitarbeiter die Firma öffentlich negativ beurteilen (vgl. Schüller 2006: 21 ff.).

„Loyale Mitarbeiter sprechen gut über ihre Firma. Da werden andere schon mal hellhörig und äußern Interesse (‚Wenn bei Euch mal was frei wird…').“ (Schüller 2006: 63). Diese Mitarbeiter schätzen ein kreativitätsförderndes, wertschätzendes Klima, welches ihnen Möglichkeiten bietet, ihr Wissen einzusetzen. Sie bringen dort gerne ihre Zeit und ihr Engagement ein. Ihre Vorgesetzten wissen, dass der Blick auf Finanzen und Berichte zwar unangefochten wichtig ist, allein aber nicht ausreicht (vgl. Schüller 2006: 10; vgl. Drucker 2006: 176).

4.3.3 Feedback

„*Alle wirklichen Performer wollen wissen, wo sie stehen.*“ (Malik 2006: 357).

Und gute Manager legen auf regelmäßiges Feedback wert. Es bildet, über das ganze Jahr hinweg, einen festen Bestandteil der Zusammenarbeit. Die Art und Weise des Feedbacks ist zweitrangig. Wichtig ist, dass die guten Kräfte erfahren, dass sie zu den Säulen der Mannschaft, also zu den Leistungsträgern, gehören und warum dies der Fall ist (vgl. Buckingham, Coffman 2001: 157, 208).

Jeder Mitarbeiter hat ein Recht darauf zu erfahren, wie er wirkt und mit welchen Zukunftsperspektiven er rechnen kann. Eine engagierte Führungskraft wird aber auch wissen wollen, wie ihr Führungsstil bei ihren Mitarbeitern ankommt (vgl. Hettl 2010: 86; vgl. Hellmich 2006: 77).

Alle Menschen, egal ob Führungskraft oder Mitarbeiter, brauchen klare Rückmeldungen, um zu wissen, woran sie sind. Ein konstruktives Feedback erfordert geradezu einen kritischen Austausch (vgl. Schüller 2006: 86).

4.3.4 Lebensqualität

Menschen verbringen einen Großteil ihrer Zeit an ihrem Arbeitsplatz. „Warum sollte man den Sinn für Humor beim Pförtner abgeben?“ (Bruce, Pepitone 2001: 130). Humor steht in enger Verbindung mit Menschlichkeit und trägt zur Motivation bei.

Der Arbeitsplatz sollte keineswegs in einen Spielplatz verwandelt oder als solcher betrachtet werden, aber wenn die Arbeit Freude macht, setzt dies positive Energien frei, welche zu besseren Leistungen führen und zum Erfolgsfaktor werden.

Wenn die Mitarbeiter gemeinsam lachen, fühlen sie sich in besonderer Weise zusammengehörig, was ein Gefühl der Freude in sich birgt (vgl. Bruce, Pepitone 2001: 128 ff.). Und Freude am Beruf und an der Arbeit bringt viele Nebeneffekte mit sich:

- Zuwachs an persönlicher Energie,
- Selbstbewusstsein,
- Begeisterung,
- Teamgeist,
- Positive Ausstrahlung und
- Selbstmotivation.

Dies alles führt zu mehr Kreativität, Produktivität, Loyalität und nicht zuletzt Zufriedenheit – auch Kundenzufriedenheit. Somit ist es auch essentiell, dass die Führungskräfte in besonderer Weise dafür sorgen, dass ihnen ihre eigene Arbeit Freude bereitet und die Mitarbeiter, als interne Kunden, an ihrer guten Stimmung teilhaben können (vgl. Bruce, Pepitone 2001: 138 f.), was natürlich nicht bedeutet, dass Führung lediglich aus Freude geschieht.

Die Orientierung erfolgt selbstverständlich an den Ergebnissen (vgl. Malik 2006: 87), was das folgende Zitat von Hellmich auf beeindruckende Art und Weise verdeutlicht:

„Menschen werden vergessen,
was Sie ihnen gesagt haben,
aber sie werden sich erinnern,
wie sie sich durch Sie gefühlt haben.“
(Hellmich 2006: 74)

Wenn Führungskräfte dafür sorgen, dass Lebensfreude und Lachen bei der Arbeit als selbstverständlich betrachtet werden, steigt auch die gegenseitige Sympathie und begünstigt Erfolge. Das Maß an Humor im Unternehmen, in den einzelnen Abteilungen, bei Meetings und auf den Gängen liefert die besten Hinweise dafür, wie die Menschen dort miteinander umgehen und wie gut es ihnen dabei geht (vgl. Schüller 2006: 36, 45).
Folgende Frage sollte sich jede Führungskraft immer wieder stellen:
„Bedeutet es Lebensqualität, von mir geführt zu werden?“
(Schüller 2006: 108, Herv. d. Verf.).

5 Ausrichtung und organisationale Umsetzung

Die im vorangegangenen Kapitel erläuterten Merkmale der Dienstleistungsqualität im Führungsbereich müssen derart in die Führungspraxis integriert werden, dass sie dem Qualitätsbegriff der Mitarbeiter gerecht werden. Führungsqualität kann nicht von der Geschäftsleitung in die einzelnen Führungsebenen diktiert werden. Vielmehr muss zum beruflichen Selbstverständnis jeder Führungskraft gehören, ihr Verhalten mitarbeiterorientiert auszurichten, damit das Unternehmen sowohl im Inneren als auch nach außen attraktiv erscheint (vgl. Hinterhuber, Krauthammer 2001: 164).

Auf dem Arbeitsmarkt, besonders in der Pflege, steht nur eine begrenzte Anzahl an kompetenten und verantwortungsvollen Mitarbeitern zur Verfügung.

Daher muss das eigene Unternehmen reizvoller sein als die Wettbewerber, und dies bedarf einer stringenten Ausrichtung und Umsetzung auf sämtlichen Führungsebenen in der Pflege (vgl. Pieler 2003: 152).

5.1 Ausrichtung

Einem modernen Pflegemanagement liegt ein Führungsverständnis zugrunde, welches Gestaltungsoptionen für Entwicklung und Kulturbewusstsein bietet (vgl. Borsi o. J.: 29 f.). Als Richtschnur für die Konzeption und organisationale Umsetzung der beschriebenen Thematik dienen die normative, strategische und die operative Ebene des Managements.

Die normative Ebene beschreibt dabei die maßgebenden Rahmenbedingungen, auf denen sämtliche Handlungen begründet sind und welche die Entwicklung einer mitarbeiterorientierten Führungsstruktur proklamieren. Ziele werden geklärt, vorhandene Wertstrukturen kritisch reflektiert und tragfähige Entscheidungen präferiert (vgl. Borsi o. J.: 30 ff.). Und zu den wichtigsten Entscheidungen einer Führungskraft gehören unangefochten diejenigen, welche Menschen betreffen.

Sie sind für jeden offensichtlich, machen die Kompetenz des Managements deutlich und bestimmen über die Leistungsfähigkeit eines Unternehmens (vgl. Drucker 2006: 62, 71).

Es geht demnach um Grundsätze und Prinzipien, deren Anwendung durchaus Disziplin erfordert, was gerade in der Führungsposition für die Effektivität der Handlungen und zur Zielerreichung grundlegend ist (vgl. Malik 2006: 78; vgl. Malik 2007: 233). Dazu bedarf es der Etablierung einer Kultur, in der Wirksamkeit, Leistung, Professionalität, Verantwortung, Vertrauen und menschliche Gemeinschaft an vorderster Stelle stehen (vgl. Malik 2007: 240).

Zur Verwirklichung der Vorgaben aus der normativen Ebene erfolgt dann in der strategischen Ebene eine präzise Planung. Es gilt Programme und Vorgehensweisen zu erarbeiten, die zur längerfristigen Zielerreichung gesteuert, implementiert und kontrolliert werden müssen. Zur Positionierung der eigenen Aktivitäten gegenüber den Wettbewerbern ist eine eingehende Analyse des eigenen Arbeitsbereiches erforderlich (vgl. Borsi o. J.: 33).
Man muss sich bei der Erarbeitung einer Strategie stets von den wesentlichen Gegebenheiten des Umfeldes leiten lassen, auch unter Beachtung konkurrierender Strategien. Wer weiß, wohin er will kann sich entsprechend organisieren und entwickeln (vgl. Malik 2007: 113 ff.).
Führungskräfte müssen dabei beachten, dass sie das Augenmerk nicht nur auf ihr Team in der Gesamtheit legen, sondern individuell auf jeden einzelnen Mitarbeiter (vgl. Drucker 2006: 254).

Mit der Umsetzung dieser Programme und Pläne, die sich aus der normativen und strategischen Ebene ergeben, befasst sich die operative Ebene mittels konkreter Maßnahmen (vgl. Borsi o. J.: 34). Es geht aber nicht nur um die bloße Umsetzung. Die Effizienz der Maßnahmen bestimmt die Führungsqualität und somit die Attraktivität als Arbeitgeber. Und effizient ist man erst, wenn man das Richtige tut, und zwar mit der nötigen Präzision und Routine (vgl. Malik 2006: 21; vgl. Hollender-Matatko, Bauweiler 2005: 168).

Die folgende Tabelle gibt einen zusammenfassenden Überblick der Merkmale der drei beschriebenen Managementebenen.

Tab. 5.1: Merkmale der Managementebenen im Überblick (eigene Darstellung)

Normative Ebene	*Strategische Ebene*	*Operative Ebene*
-Maßgebende Rahmenbedingungen -handlungsbegründend -Klärung von Zielen -Reflexion von Wertstrukturen -Tragfähige Entscheidungen -Grundsätze und Prinzipien	-Verwirklichung der normativen Vorgaben -Planung von Programmen und Vorgehensweisen zur langfristigen Zielerreichung -Umfeldprämissen sind ausschlaggebend	-Umsetzung der normativen und strategischen Programme und Pläne -effiziente Maßnahmen

Zur Planung und Ausgestaltung der Führungsaktivitäten, mit dem Ziel der Mitarbeiterbindung und – gewinnung, werden alle drei Ebenen von den in Kapitel vier beschriebenen Qualitätsdimensionen und deren Merkmalen umgeben und bedingt. Die folgende Abbildung veranschaulicht dies und verdeutlicht, dass die einzelnen Dimensionen in jeder der drei Ebenen eine primäre Rolle spielen.

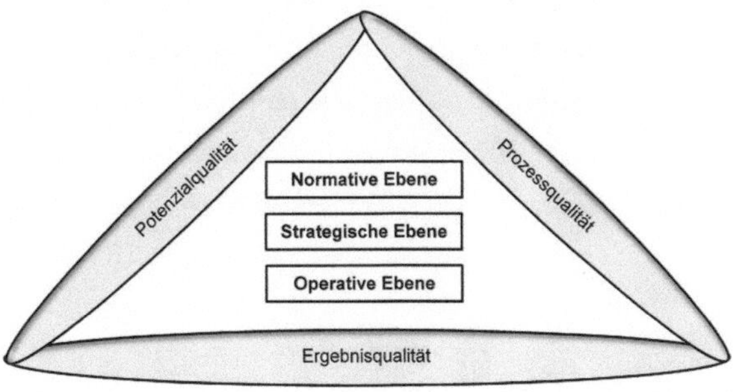

Abb. 5.1: Beziehung Qualitätsdimensionen der Führung - Managementebenen (eigene Darstellung)

5.2 Konzeption

Eine praxisbezogene Führung setzt wissenschaftliche Erkenntnis voraus und baut auf ihr auf. Hier sind nicht nur die Theorie, sondern vor allem die Ergebnisse und der Erfolg des Handelns ausschlaggebend (vgl. Malik 2006: 369). Ein wesentliches Element besteht darin, gute Mitarbeiter zu halten und ihnen Perspektiven zur Weiterentwicklung zu bieten, was keine leichte Aufgabe darstellt (vgl. North, Reinhardt 2005: 84). Damit ist es allerdings noch nicht getan. In Zeiten der knappen personellen Ressourcen reicht die Attraktivität im Innern nicht aus, aber sie stellt einen wesentlichen Meilenstein dar, denn:

„Wer sich um das Wohlergehen und die Entwicklung der Mitarbeiter kümmert und nach außen ein erkennbar attraktiver Arbeitgeber ist, zieht die besten Mitarbeiter an. […] Die Führenden müssen dazu ein Umfeld schaffen, das individuelles wie organisationales Lernen erlaubt und Innovationen fördert.“ (Hinterhuber, Krauthammer 2001: 77).

Ein allgemein gültiges Patentrezept gibt es dafür nicht. Jede Führungskraft ist in ihrem Bereich selbst dafür zuständig, eine entsprechende Struktur – zugeschnitten auf ihre Mitarbeiter – zu schaffen. Dazu muss sie die empathische Begegnung mit ihnen forcieren (vgl. Hinterhuber, Krauthammer 2001: 98).

„Der autoritäre Boss hat sich überlebt. Führen per Hierarchie, durch Angst, Schrecken und Scheckbuch sind vorbei – und wo es sie noch gibt, da wollen die wirklich Guten keinesfalls arbeiten.“ (Schüller 2006: 113).

Das bedeutet auch, wenn jeder einzelne Vorgesetzte – von der Pflegedirektion bis hin zur Stationsleitung – seine Mitarbeiter deutlich besser behandelt als die Konkurrenz es tut, begünstigt das nicht nur die Entwicklung fähiger Leute, sondern auch deren Rekrutierung. Ein Wettbewerbsvorteil also, der keinesfalls dem Zufall überlassen werden darf (vgl. Buckingham, Coffman 2001: 116).

Zur Etablierung einer angemessenen Führungsqualität gehören aber nicht nur Fragestellungen zur Entwicklung der Mitarbeiter. Viel mehr noch oder allem voran, steht die Erfordernis der regelmäßigen Einschätzung und Entwicklung der Führungskraft hinsichtlich des eigenen Wissens und der Potenziale in Bezug auf die Mitarbeiterorientierung.

Denn auch sich selbst gegenüber braucht es Zeit, Veränderungen im Verhaltensmuster durchzusetzen und wirksam werden zu lassen (vgl. Hollender-Matatko, Bauweiler 2005: 182; vgl. Lurse 2005: 41). Lernen als Lebensmotto wirkt sich

immer positiv aus auf den Umgang mit Veränderungen sowie auf die berufliche und auch private Lebensgestaltung an sich. Zielorientierung und strategisches Vorgehen verhindern auch hier blinden Aktionismus und verhelfen zum gewünschten Erfolg (vgl. Hellmich 2006: 95).
„Ein Buch lesen und an einer Schulung teilnehmen kann schließlich jeder, doch die besondere Kunst besteht darin, das erworbene Wissen anschließend auch wirklich in unternehmerisches Handeln umzusetzen.“ (Pfeffer, Sutton 2000: 31).
Dies mag von Mensch zu Mensch nach einem unterschiedlichen Schema erfolgen, das Muster ist jedoch stets dasselbe. Es geht um die Generierung, die Speicherung, den Transfer und die Anwendung des Wissens.
Und hier muss jede Führungskraft zunächst bei sich selbst ansetzen und sich intensiv mit dem Thema Mitarbeiterbindung und –gewinnung befassen. Nur so kann sie auch ein entsprechendes Verhalten im Umgang mit Wissen bei ihren Mitarbeiten erwarten und das Unternehmen positiv prägen (vgl. Haun 2002: 221; vgl. Cox, Hoover 1995: 87).
Führungsqualität ist dabei keine einmalige Aufgabenstellung, die nach gewisser Zeit als erledigt abgehakt werden kann. Es handelt sich vielmehr um eine fortdauernde Aktion. Dabei kommt der Begriff ‚Einstellung‘ der Thematik deutlich näher als das Wort ‚Aufgabe‘.

Jede Führungskraft muss sich bewusst sein, dass die Qualität ihrer Arbeit in erheblichem Maße von ihrem Verhalten insgesamt – und primär dem gegenüber ihren Mitarbeitern – abhängt. Die Merkmale der Führungsqualität müssen Teil des regulären Tagesgeschäfts sein, also fest dort verankert.
Damit dies geschehen kann, bedarf es einer intensiven Auseinandersetzung mit der eigenen Persönlichkeit. Dabei ist für die Konzeption eine Zuordnung zu den Managementebenen hilfreich.

Auf der normativen Ebene sind Authentizität und Integrität der Führungskraft, sowie eine positive Fehlerkultur als maßgebende Rahmenbedingungen und als Grundlage für tragfähige Entscheidungen von Bedeutung.
Grundsätze und Prinzipien wie Wertschätzung und Vertrauen sind grundlegend für sämtliche Handlungen und für die Reflexion der Wertstrukturen, um Lebensqualität und Loyalität als erklärte Ziele zu erlangen.

Um diese normativen Vorgaben zu verwirklichen, lassen sich die Merkmale Transparenz und Vorbild im strategischen Bereich einordnen. Dabei ist für die Planung der Vorgehensweisen, unter Berücksichtigung der Umfeldprämissen, das Thema Motivation allgegenwärtig, und für die langfristige Zielerreichung ist der Umgang mit Wissen von hoher Bedeutung.

Letztendlich sind auf der operativen Ebene der Umgang mit Stärken und Schwächen und die Selbstreflexion der Führungskraft ausschlaggebend für die Umsetzung der Merkmale des normativen und strategischen Bereichs. Dabei sind Kommunikation, Delegation und Feedback für die Effizienz sämtlicher Maßnahmen essentiell.

Einen Überblick über diese beschriebene Zuordnung gibt die folgende Tabelle.

Tab. 5.2: Zuordnung der Merkmale der Führungsqualität zu den Managementebenen (eigene Darstellung)

	Potenzialqualität	***Prozessqualität***	***Ergebnisqualität***
Normative Ebene	-Authentizität und Integrität -positive Fehlerkultur	-Wertschätzung -Vertrauen	-Lebensqualität -Loyalität
Strategische Ebene	-Vorbild -Transparenz	-Motivation	-Wissen
Operative Ebene	-Stärken und Schwächen -Selbstreflexion	-Kommunikation -Delegation	-Feedback

5.3 Gestaltungsmöglichkeiten

Da ein Vorgesetzter sozusagen erster Personalentwickler vor Ort ist, verstärkt und fördert er erwünschtes bzw. korrigiert er unerwünschtes Verhalten, indem er bewusst auf seine Mitarbeiter einwirkt (vgl. Hettl 2010: 77). Ein Detailkonzept muss daher auf genau diese Mitarbeiter zugeschnitten sein, damit es wirksam und zielführend seinen Zweck erfüllen kann. Aus diesem Grunde ist es nicht möglich, ein Konzept nach exakt demselben Schema für alle Organisationen zu entwerfen.

Gerade Einrichtungen im Bereich der Pflege weisen in ihrer personellen Ausstattung, insbesondere hinsichtlich der Qualifikationen, diverse Unterschiede auf.
Es ist jedoch durchaus möglich, allgemeine Gestaltungsoptionen für die Aspekte aus dem vierten Kapitel in das strukturelle Muster von Managementebenen und Qualitätsdimensionen einzubetten (vgl. Haun 2002: 221).
Dafür werden zunächst die beschriebenen Qualitätsmerkmale für den normativen und strategischen Bereich kurz zusammengefasst erläutert, um dann im Bereich der operativen Ebene konkrete Umsetzungsempfehlungen darzulegen, die in ihrer Relevanz unabhängig sind von der Hierarchiestufe auf der sich die Führungskraft befindet.

5.3.1 Normative Ebene

Die mitarbeiterorientierte Führungsqualität mit dem Ziel, die Besten zu gewinnen und zu halten, bedarf einer konsequenten Ausgestaltung der Rahmenbedingungen durch jede einzelne Führungskraft selbst. Hierbei kommt es darauf an, dass das eigene Handeln den persönlichen Überzeugungen entspricht.
Mitarbeiter schätzen Aufrichtigkeit und Menschlichkeit, welche in einem offenen Umgang zum tragen kommen (vgl. Bruce, Pepitone 2001: 114). Dies geht in hohem Maße damit einher, als Vorgesetzter auch die eigenen Befindlichkeiten darzulegen. Am besten gelingt dies, vor allem in schwierigen Situationen, in Form von Ich–Botschaften (vgl. Hettl 2010: 17 f.).
Gerade im pflegerischen Alltag, der häufig von Zeitdruck geprägt ist, dürfen Fehler nicht an den Pranger gestellt, und nach Schuldigen gesucht werden. Jeder Vorgesetzte muss hinter einer positiven Fehlerkultur stehen und eine entsprechende Sichtweise des Fehlers als Lernchance präferieren.
Selbstverständlich bedeutet dies nicht eine schlichte Hinnahme von Fehlverhalten, sondern die Schaffung eines angstfreien Klimas als Voraussetzung für Innovationen (vgl. Schüller 2006: 74 f., 111; vgl. Pfeffer, Sutton 2000: 140). Grundlage hierfür ist gegenseitiges Vertrauen.
Jede Führungskraft muss sich darüber im Klaren sein, dass sie ihren Verantwortlichkeitsbereich auf lange Sicht nicht durch ihr eigenes Image zum Erfolg führt, sondern durch das Vertrauen ihrer Mitarbeiter.

Dies bedeutet für beide Seiten – Mitarbeiter und Vorgesetzte – den Mut aufzubringen, sich selbst immer wieder in Frage zu stellen und Veränderungsprozesse einzuleiten (vgl. Malik 2006: 145; vgl. Hinterhuber, Krauthammer 2001: 118).
In enger Verbindung zu diesen Gesichtspunkten steht die Wertschätzung in Form von Anerkennung und Bestätigung der erbrachten Leistungen. In dem Zusammenhang ist zu betonen, dass sich dies nicht nur verbal ausdrücken lässt, sondern auch in Gestik, Mimik und Körperhaltung. Die Wertschätzung eines Vorgesetzten erzeugt positive Gefühle, welche anspornen und sowohl Engagement, Lust auf Leistung als auch Verantwortungsbereitschaft gedeihen lassen (vgl. Hellmich 2006: 74; vgl. Schüller 2006: 37). Eines der prägnantesten Mittel der Wertschätzung ist demgemäß das Lob, welches allerdings im Einsatz ein hohes Maß an Sorgfalt erfordert, denn seine Wirkung erfolgt nicht per se.
Gezielt, spontan und ehrlich eingesetzt lassen sich mit Lob sowohl für die direkt betroffene Person als auch für alle anderen, Maßstäbe setzen und Orientierung vermitteln (vgl. Malik 2006: 253; vgl. Schüller 2006: 99).

Die beiden normativen Führungsziele Loyalität und Lebensqualität können nicht diktiert werden. Sie sollten entstehen und wachsen und sind abhängig von der Art und Weise, wie Führungskräfte mit ihren Mitarbeitern umgehen.
Laut Untersuchungen des limbischen Systems übernehmen Menschen automatisch Gefühle voneinander, wenn sie zusammen arbeiten. Daher muss sich jede Führungskraft verpflichtet sehen, für positive Gefühle zu sorgen und Ausgeglichenheit zu verbreiten. Am besten gelingt dies dann, wenn man die eigenen Aufgaben mit Freude angeht (vgl. Pircher-Friedrich 2005: 63 f.; Schüller 2006: 84; Bruce, Pepitone 2001: 138).

5.3.2 Strategische Ebene

Zur langfristigen Zielerreichung sind die Vorgehensweisen präzise zu planen. Pflegekräfte sind durch die rasanten pflegewissenschaftlichen und medizinischen Entwicklungen einem ständigen Wandel unterzogen. Die Führungskraft sollte hier einen Ruhepol darstellen, der trotz aller Herausforderungen Kontinuität und Verlässlichkeit vermittelt.
Die Mitarbeiter brauchen, je nach Hierarchiestufe mehr oder weniger ausführlich, Informationen über die Strategie des Unternehmens. Für Pflegekräfte steht das

Wohl der Patienten im Vordergrund und vor allem für wirtschaftliche Aspekte müssen zum Verständnis und zur Förderung der Akzeptanz Begründungen dargelegt werden, die gegebenenfalls mit Zahlen zu untermauern sind. Und gerade die High Performer können über die Rolle, die sie bei der Zielerreichung spielen, nicht im Unklaren gelassen werden (vgl. Martin, Schmidt 2010: 28).

Doch nicht nur mit Worten können Führungskräfte Inhalte und Informationen vermitteln, sondern auch in besonderem Maße durch die Erfüllung ihrer Vorbildfunktion. Diese beginnt damit, das Leitbild zu leben und durch Werte Orientierung zu geben, denn das Handeln Führender wird gesehen und es wird darüber gesprochen. Leitende Kräfte sind hier geradezu verpflichtet, verantwortungsvoll positive Zeichen zu setzen.

Bei einer Führungskraft, egal ob Stationsleitung, Pflegedienstleitung usw., hat somit die Vorbildfunktion bei der Aufgabenerfüllung an vorderster Stelle zu stehen (vgl. Rosche 2005: 90; vgl. Comelli, Rosenstiel 2001: 107).

Hier existiert eine enge Verbindung zur Motivation der Mitarbeiter, worauf der Vorgesetzte, wie bereits in Kapitel 4.2.1 beschrieben, durch sein Verhalten erheblichen Einfluss ausübt. Es kommt dabei in besonderem Maße auf den Umgang mit dem einzelnen Mitarbeiter an, indem der Chef Interesse zeigt, und zwar an erster Stelle Interesse an der Persönlichkeit, und dann erst an der Funktion, die der Mitarbeiter bekleidet (vgl. Berschneider 2005: 121).

Damit können außerdem die Besonderheiten und individuellen Interessenslagen des Einzelnen ausgelotet werden, denn je nach den persönlichen Neigungen gehen Herausforderungen locker von der Hand oder aber erscheinen unbezwingbar. Bei der Verteilung der Aufgaben und deren erfolgreicher Erfüllung ist dies von erheblicher Bedeutung (vgl. Comelli, Rosenstiel 2001: 145).

Dieses Vorgehen gehört zum Selbstverständnis jeder Führungskraft und impliziert permanente Lern- und Entwicklungsprozesse. Um den zukünftigen Erfordernissen entsprechen zu können, müssen eben diese Prozesse von der Führungskraft ausgelöst und vorgelebt werden, um dann die Mitarbeiter umfassend mit einzubeziehen. Als strategisches Element kommt dem Thema Lernen bzw. Wissen demgemäß weitreichende Bedeutung zu.

Meist wird dabei in erster Linie an das fachliche Wissen der Mitarbeiter und dessen Nutzen und Nutzbarkeit für das Unternehmen gedacht. Gleichermaßen muss jedoch auch der Umgang mit Führungswissen erfolgen. Wenn sich also die Pflege

als lernende Organisation begreifen möchte, ist es unabdingbar, dass sich allen voran ihre Führungskräfte als Lernende verstehen (vgl. Theymann, Hofmann 2001: 97; vgl. Jetter 2001: 62).
Beim Wissensaustausch erfolgt für beide Seiten ein Kenntniszuwachs und führt somit zu einer Win-Win-Situation. Aus einer solchen heraus kann weiteres Wissen aufgebaut und genutzt werden. In der Pflege geschieht dies besonders effektiv, wenn zu einem Sachverhalt heterogene Wissensbestände aus unterschiedlichen Fachabteilungen gezielt zusammengeführt und integriert werden (vgl. Hacker et al. 2005: 25; vgl. Oelsnitz, Hahmann 2003: 46).

5.3.3 Operative Ebene

Die normativen und strategischen Programme und Überlegungen werden auf der operativen Ebene mittels konkreter Maßnahmen umgesetzt. Dabei muss stets das Ziel im Auge behalten werden. Es geht um eine hohe Führungsqualität, die in der Pflege in erheblichem Maß dazu beiträgt, die besten Mitarbeiter zu gewinnen beziehungsweise dauerhaft an die Einrichtung zu binden (vgl. Buckingham, Coffman 2001: 10).
Daher erfolgt die Erarbeitung der Maßnahmen in Zuordnung zu den Merkmalen der Führungsqualität, die auf der operativen Ebene eng miteinander verzahnt im Vordergrund stehen. Sie werden in Form von Empfehlungen vorgestellt, die jede Führungskraft in der Pflege, gleich welcher hierarchischen Stufe, in ihrem Bereich anwenden kann.

- Stärken und Schwächen

Um die Stärken eines Mitarbeiters tatsächlich nutzen zu können, sowie die Schwächen abzubauen, bedarf es einer umfassenden persönlichen Auseinandersetzung. Dies erfordert Ausdauer und eine systematische Erfassung, welche durchaus beide Aspekte beinhalten kann. Im Kern kommt es allerdings auf die Stärken an, damit diese im Bedarfsfall zügig und ergebnisorientiert eingesetzt werden können.
Es empfiehlt sich, eine Stärken – Schwächen – Liste für alle Mitarbeiter zu erstellen und damit zu arbeiten. Um die Erkundung zu erleichtern, bietet sich eine direkte Befragung an. Dies kann sich allerdings schwierig gestalten, da viele dazu

neigen, zunächst nur ihre Schwächen zu betrachten. Deshalb ist es von Vorteil, Fragen nach Vorlieben im Tätigkeitsfeld zu stellen.
Dabei kann es durchaus von Nutzen sein, sich nicht nur auf rein berufliche Aspekte zu beziehen, sondern bei der Erfassung völlig offen zu sein, vor allem für jede Art von Stärken bzw. Vorlieben, denn wenn man diese in der Gesamtheit erkennt, können sie auch gezielt zum Einsatz kommen (vgl. Cox, Hoover 1995: 63 f.).
Die Voraussetzung für ehrliche Antworten ist allerdings eine solide Vertrauensbasis. Diese wird durch einen beispielhaften Umgang mit den eigenen Stärken und Schwächen seitens der Führungskraft begünstigt, wobei hier vor allem ein offener Umgang mit den eigenen Schwächen im Vordergrund steht.

Einen makellosen Übermenschen gibt es nicht und ein Vorgesetzter sollte auch nicht versuchen, seinen Mitarbeitern ein solches Bild von sich selbst vermitteln zu wollen. Ein derartiges Verhalten wäre kontraproduktiv (vgl. Kunz, Siewers 2001: 79).
Die Stärken heraus zu finden ist das eine. Es muss jedoch klar sein, dass wirkliche Spitzenleistungen nur von denjenigen Mitarbeitern erbracht werden, die in ihrer täglichen Praxis ohnehin regelmäßig eine gewisse natürliche Begabung nachweisen. Die Personen also, die über dem Durchschnitt liegen, besitzen auch das höchste Entwicklungspotenzial und verfügen sowohl über Begabung, als auch über Wissen und Erfahrung. Ihre Leistungsstärke darf keinesfalls als Selbstverständlichkeit betrachtet, sondern muss aktiv weiter gefördert werden und als Maßstab dienen, um weitere Mitarbeiter dieser Art für das Unternehmen anzuziehen (vgl. Buckingham, Coffman 2001: 162 ff.; vgl. Groth 2010: 89).

- Selbstreflexion

Der Alltag einer Führungskraft ist häufig geprägt von einer Flut an Terminen, mehreren parallel laufenden Projekten und dem routinemäßigen Tagesgeschäft.
Führungskräfte im Bereich des unteren oder mittleren Managements, wie zum Beispiel Stationsleitungen, sind häufig in das reguläre Schichtsystem eingebunden und erledigen ihre Führungstätigkeiten eher nebenher, wenn es die Zeit zulässt. Schlimmstenfalls reduzieren sie diese auf Routinetätigkeiten, wie beispielsweise die Dienstplangestaltung. Aber das bloße Abarbeiten solcher Aufgaben macht bei weitem keine Führungskraft aus (vgl. Groth 2010: 134).

Gerade deswegen ist es wichtig, die eigenen Handlungsweisen in regelmäßigen Abständen zu überdenken. Damit dies tatsächlich erfolgt, ist es zwingend erforderlich, sich hierfür einen Termin zu setzen, denn nur was verbindlich in der Agenda steht hat eine große Realisierungswahrscheinlichkeit.
Ein diszipliniertes Zeitmanagement mit schriftlicher Fixierung aller Termine, Ideen und Absichten trägt zur besseren Organisation der vielfältigen Aufgaben bei und ist ein guter Weg zu einem hohen Umsetzungsgrad. Mindestens ein Tag im Jahr muss reserviert sein für eine systematische, gründliche und gewissenhafte Reflexion.

Primär geht es sowohl darum, Verhaltens- und Handlungsweisen auszusortieren, die man künftig unterlassen möchte, als auch Veränderungsoptionen für diejenigen zu finden, die optimiert werden müssen (vgl. Malik 2006: 364; vgl. Malik 2007: 294). Eine Checkliste, zusammengestellt aus den Merkmalen der normativen und strategischen Ebene, unterstützt den Reflexionsprozess.

Tab. 5.3: Checkliste zur Unterstützung bei der Reflexion des eigenen Führungsverhaltens (eigene Darstellung)

Reflexionsmerkmal	trifft immer zu	trifft oft zu	trifft wenig zu	trifft nie zu
Ich bin meinen Mitarbeitern gegenüber aufrichtig und sage auch in schwierigen Situationen die Wahrheit				
Ich sage nur Dinge, die ich auch sicher einhalten kann				
Kritik äußere ich in Form von Ich-Botschaften				
Fehler betrachte ich als Lernmöglichkeiten und gehe konstruktiv damit um				
Unerwünschtes Verhalten spreche ich unverzüglich an und fordere auf, es zu korrigieren				
Eigene Fehler gestehe ich ein				
Ich lobe spontan, gezielt und ehrlich				
Ich vertraue meinen Mitarbeitern und sie können sich auf mich verlassen				
Ich gehe meine Aufgaben mit Freude an und hinterlasse bei meinen Mitarbeitern positive Gefühle				
Ich gestalte Prozesse transparent und begründe Entscheidungen				
Ich bin mir meiner Vorbildfunktion bewusst und richte mein Verhalten danach aus				
Ich zeige Interesse an jedem meiner Mitarbeiter				
Ich initiiere und unterstütze Lernprozesse meiner Mitarbeiter				
Ich erweitere kontinuierlich mein Führungswissen				

Zur ehrlichen Reflexion gehört es auch, sich konkrete Ziele zu setzen. Es ist wichtig, sich diese klar vor Augen zu führen und schriftlich zu fixieren. Dazu ist es hilfreich, sich zu fragen was man seinen Mitarbeitern antworten würde, wenn sie danach fragten, welche persönlichen Vorsätze man als Chef für die Zukunft habe (vgl. Cox, Hoover 1995: 47).

- Kommunikation

Hier handelt es sich um einen vielfältigen Begriff, der im Grunde genommen das gesamte Führungsverhalten umfasst und dem sämtliche Führungsaufgaben zugeordnet werden können. Die Beziehungsebene wird durch den kommunikativen Umgang miteinander wesentlich geprägt, mögliche Inhalte der Sachebene werden stark beeinflusst. Maßgebend für Führungskräfte ist deshalb, die Kommunikation mittels konkreter Maßnahmen effizient und zielführend umzusetzen, und zwar derart, dass sie bei den Beteiligten ein zufriedenes Gefühl hinterlässt.
Regelmäßige Besprechungen sind deshalb eine wichtige Plattform für den regen Informationsaustausch, da ein Mangel diesbezüglich ein starker Faktor für Unzufriedenheit wäre (vgl. Schüller 2006: 89 f.). Der hohe Anteil an pflegerischen Teilzeitkräften, verstärkt gerade diesen Faktor um ein vielfaches.
Die Etablierung eines festen Besprechungsturnus, beispielsweise jeden ersten Montag im Monat, ist sinnvoll und erspart aufwändige Einladungen, bei denen sichergestellt sein muss, dass alle Gesprächspartner erreicht werden.
Damit jeder Mitarbeiter die Gelegenheit hat, seine Ideen und gewünschten Tagesordnungspunkte einzubringen, ist der Aushang eines Themenspeichers sinnvoll. Es sollte sichergestellt sein, dass dabei alle wichtigen Punkte zur Sprache kommen.
Pflegekräfte haben annähernd täglich Kontakt zu ihrer Stationsleitung, und es ist von nicht zu unterschätzendem Wert, auch regelmäßig bei der Pflegedienstleitung Gesprächsgelegenheit zu finden. Die Zeit dazu ist seitens der Führungskraft bestens investiert, und ein paar Minuten am Tag genügen, um den natürlichen Aufmerksamkeitsbedarf zu sättigen und den Pflegekräften ihre Bedeutung für das Unternehmen zu vermitteln.

Sicherlich kann man als Vorgesetzter betonen, dass die Tür zum Büro jederzeit offen stehe. Weitaus bessere Effizienz ergibt jedoch der Weg durch die Einrichtung, um den direkten Kontakt und Gesprächsgelegenheiten von sich aus zu suchen (vgl. Kühnle 2000: 284; vgl. Schüller 2006: 76 ff.).
Wer seine Mitarbeiter am Arbeitsplatz besucht, trifft sie direkt bei der Aufgabenerfüllung an und kann im Gespräch und durch aktives Zuhören deren Stärken als elementare Aspekte sowohl für ihre weitere Entwicklung, als auch für eine bessere Zusammenarbeit erfahren (vgl. Bruce, Pepitone 2001: 35).

Derartiger Austausch erfordert selbstverständlich Kontinuität und positive Konsequenzen für den Arbeitsalltag, damit die Mitarbeiter sich öffnen.
Wesentlich erforderlich für Stations- und Pflegedienstleitungen ist es, vor allem mit den Leistungsträgern deutlich häufiger zu sprechen, nicht nur einmal im Jahr. Dies schmälert nicht die Relevanz eines mindestens einmal jährlich stattfindenden Mitarbeiterfördergesprächs, welches von der Führungskraft terminiert und sorgfältig vorbereitet werden muss, um anstehende Themen vertiefter zu besprechen, Ursachen von Problemen detaillierter zu analysieren und zukunftsweisenden Ideen mehr Zeit widmen zu können (vgl. Groth 2010: 133 f.).

- Delegation

Wenn man als Führungskraft um die Stärken seiner Mitarbeiter weiß und viele Chancen mit ihnen ins Gespräch zu kommen wahrnimmt, fällt das Urteil über die Aufgabenzuteilung leichter. Delegation ist immer ein Ausdruck für das Zutrauen in seinen Mitarbeiter, wobei ein enger Zusammenhang bestehen muss zwischen dessen Fähigkeiten, dem Schwierigkeitsgrad der Aufgabe und der damit verbundenen Verantwortung. Die so gebotenen Wachstumschancen erzeugen Motivation und lassen letztlich auch Führungsnachwuchspotentiale reifen.
Führungskräfte, die ihre Mitarbeiter hinsichtlich der Schwierigkeit der Aufgabe und der damit verbundenen Verantwortung – nicht in Form von Überstunden – regelmäßig an ihre Leistungsgrenzen führen, bleiben meist langfristig positiv im Gedächtnis. Selbstverständlich kann niemand dauerhaft nahe dieser Grenze arbeiten, dies würde zur Erschöpfung führen. Führungskräfte müssen daher abschätzen können, wo der einzelne Mitarbeiter seine Leistungsgrenze hat (vgl. Groth 2010: 130 f.).
Konkret umsetzen kann man Delegation auf vielfältige Weise, wie folgende Vorschläge erkennen lassen.

Benennung von Beauftragten

Gemeint ist damit die dauerhafte Übertragung von Verantwortung in kleinen Teilbereichen, zum Beispiel:

- Ordnung im Medikamentenschrank einschließlich einer vierwöchigen Verfallsdatenkontrolle,
- Korrekte Lagerung von Sterilgut mit vierwöchiger Verfallsdatenkontrolle oder
- Organisation einer angemessenen Lagerhaltung der Pflegeartikel einschließlich wirtschaftlicher Bedarfsanpassung.

Wissensvermittlung

Zu jeder Teambesprechung erhält ein anderer Mitarbeiter den Auftrag für ein Kurzreferat zu einem bestimmten Thema. Dies kann sich erstrecken von der Vermittlung der Lerninhalte einer Fortbildung bis hin zur Auffrischung bereits vorhandenen Wissens, wie zum Beispiel:

- Korrektes Anlegen eines Kompressionsverbands,
- Elemente der Basalen Stimulation,
- Elemente der Kinästhetik,
- Prä- und postoperative Versorgung, bezogen auf ein spezifisches Krankheitsbild,
- Bedeutung von Assessments in der Pflege und deren korrekte Handhabung oder
- Dokumentation des PKMS am Beispiel eines ausgewählten Patienten.

Gleichermaßen gilt dies natürlich auch für Führungskräfte aus dem mittleren Management, die wiederum von ihrem Vorgesetzten Order für entsprechende Vorträge oder Workshops erhalten, vorzugsweise über Führungsthemen wie beispielsweise:

- Verantwortung und Verantwortungsübertragung,
- Projektmanagement,
- Rechtliche Aspekte in der Pflege oder
- Zeitmanagement.

Projektarbeit

Als Mitglied in einem Projektteam mitzuarbeiten bedeutet für den Beteiligten sowohl erheblichen Kenntniszuwachs als auch Abwechslung im Betätigungsfeld. Die Aufgabenübertragung als Projektleitung stellt eine besondere Herausforderung dar und betrifft zum einen Personen, die sich bereits in einer Führungsposition befinden, also hierarchisch von der Stationsleitung aufwärts, zum anderen leistungsstarke Mitarbeiter mit großem Entwicklungspotential.

Beispielhafte Themen für die Erteilung eines Projektauftrages können sein:

- Optimierung der bereichsübergreifenden Zusammenarbeit in einem spezifischen Kontext,
- Effiziente Ablaufplanung einer Station,
- Implementierung von Expertenstandards,
- Überarbeitung der Pflegedokumentation,
- Erstellen eines Einarbeitungskonzeptes oder
- Entwicklung eines abteilungsspezifischen Leitfadens für den Praxiseinsatz von Auszubildenden.

Es ist also primäre Führungsaufgabe, anstehende Aufgaben je nach Themenlage und entsprechend den Fähigkeiten und dem Erfahrungsgrad der Mitarbeiter, mit dem Ziel der effektiven Bearbeitung, zu verteilen (vgl. Kell 2005: 197 ff.).

- Feedback

Jede Führungskraft, gleich welcher Hierarchiestufe sie angehört, sollte sich folgende Gedanken machen:

- Was würde in mir vorgehen, wenn ich von meinem Vorgesetzten keinerlei Rückmeldungen erhalten würde, hinsichtlich meiner Leistungen bzw. den Grad der Erfüllung der an mich gestellten Anforderungen?

- Was würde es für mich bedeuten wenn, ich bei der Bitte um Feedback zur Antwort erhalten würde, dass alles passt, solange ich nichts Gegenteiliges höre?

Feedback ist für alle Personen gleichermaßen wichtig. Wirksame Führungskräfte legen großen Wert auf regelmäßige Rückmeldungen und sehen darin einen festen

Bestandteil der Zusammenarbeit zwischen Mitarbeitern und Vorgesetzten (vgl. Buckingham, Coffman 2001: 208). Diese Aussage impliziert sowohl das Geben als auch das Nehmen von Feedback, wobei ersteres für die Führungskraft einfacher umsetzbar ist.

Dabei ist die Art und Weise zweitrangig. Wichtig ist, *dass* Feedback gegeben wird, und zwar in zweierlei Hinsicht. Im positiven Sinne zur Verstärkung bestimmter Verhaltensmuster und im negativen Sinne zur Veränderung von unerwünschtem Verhalten. Dann wissen die Mitarbeiter woran sie sind und welche Perspektiven sie im Unternehmen haben (vgl. Hellmich 2006: 77). Feedback kann bei fest terminierten Gesprächen, aber auch zu jedem anderen Anlass, erfolgen.

Als Führungskraft Feedback zu bekommen ist dagegen schwieriger. Natürlich kann man die Mitarbeiter einfach um Rückmeldungen bitten. Ob diese allerdings dazu bereit sind, hängt davon ab, wie das Feedback erfolgen soll. Wenn ein ausgesprochen gutes und vertrauensvolles Verhältnis zu den Mitarbeitern besteht, ist es durchaus möglich, dass man im Gespräch positive Rückmeldungen erhält.

Die schriftliche, gegebenenfalls anonyme, Form steigert jedoch die Wahrscheinlichkeit ehrlicher Antworten darüber, wie Führung wahrgenommen wird und welchen Erfolg das eigene Führungsverhalten zeigt. Dies steht in enger Verbindung zu den folgenden Ausführungen zu Erfolgskennzahlen von Führungsqualität.

5.4 Erfolgskennzahlen

Führungsqualität und die damit in enger Verbindung stehende Zufriedenheit, welche die Mitarbeiter dazu veranlasst, sich ans Unternehmen zu binden, ist bei weitem nicht so einfach messbar wie Umsatz und Gewinn (vgl. Buckingham, Coffman 2001: 115).

Natürlich kann man Zahlen erfassen, die besagen wie viele Mitarbeiter in das Unternehmen eintreten oder es verlassen. Allerdings sagen solche Zahlen noch nichts darüber aus, welche Rolle der Vorgesetzte dabei spielt.

Um ein objektives Ergebnis zu erhalten, bedarf es einer schriftlichen Mitarbeiterbefragung, die mindestens einmal jährlich durchgeführt werden sollte. Die Fragen dienen als Maßstab für alle Führungskräfte auf jeder Ebene der Hierarchie und aus den Ergebnissen der Befragung müssen Ziele abgeleitet, umgesetzt und evaluiert werden. Die Gestaltung eines Fragebogens, beispielsweise mit einer fünfstufigen

Bewertungsskala, kann je nach Einrichtung unterschiedlich aussehen. Eine Auswahl aus den Inhalten dieser Arbeit wird nachfolgend vorgestellt.

- Zwischen meinem Vorgesetzten und mir herrscht eine gute zwischenmenschliche Beziehung.
- Gerede und Gerüchte gibt es bei uns nicht.
- Es fällt mir leicht, vor anderen positiv über meinen Arbeitgeber zu sprechen.
- Meinen Arbeitgeber empfehle ich mit gutem Gewissen weiter.
- Ich fühle mich von meinem Vorgesetzten als Mensch geschätzt.
- Nach der Arbeit komme ich ausgeglichen zu Hause an.
- Auf das Wort meines Vorgesetzten kann ich mich jederzeit verlassen.
- Ich würde es für gut befinden, wenn sich meine Tochter / mein Sohn meinen Vorgesetzten zum Vorbild nähme.
- Mir stehen sämtliche erreichbaren Informationen zur Verfügung, die ich zur Erfüllung meiner Aufgaben benötige.
- Ich brauche keine Angst zu haben, wenn ich einen Fehler gemacht habe.
- Ich habe mindestens einmal wöchentlich die Gelegenheit zum persönlichen Kontakt und einem kurzen Gespräch mit meinem Vorgesetzten.
- Ich vertraue meinem Vorgesetzten.
- Ich fühle mich von meinem Vorgesetzten wertgeschätzt.
- Lob erhalte ich in einem für mich angemessenen Umfang.
- Die mir übertragenen Aufgaben fordern mich und entsprechen meinen Neigungen und Fähigkeiten.
- Mein Wissen gebe ich gerne an andere weiter.
- Feedback erhalte ich aus meiner Sicht ausreichend häufig.
- Mein Vorgesetzter betrachtet Humor und Lachen als Bestandteil der Zusammenarbeit und lebt dies vor.

6 Schlussbetrachtung

Die personelle Situation in der Pflege erfordert aktiven Einsatz zur Bindung oder Gewinnung von qualifizierten Pflegekräften. Mit der vorliegenden Arbeit möchte die Autorin pflegerische Führungskräfte zu einer bewussten Auseinandersetzung mit den eigenen Einflussmöglichkeiten anregen. Abschießend erfolgt nach einer kurzen Zusammenfassung eine kritische Reflexion mit Ausblick in die Zukunft.

6.1 Zusammenfassung

Die Zunahme pflegebedürftiger Menschen und eine zeitgleiche Abnahme Pflegender erfordert von den Führungskräften in der Pflege verstärkt Aufmerksamkeit. Ihr Verhalten ist gerade bei den guten Mitarbeitern häufig ausschlaggebend für den Verbleib im Unternehmen. Deutliche Hinweise dafür liefern zum Beispiel die NEXT-Studie oder das Pflegethermometer 2009.

Um durch qualitativ hochwertige Führung wesentlich zur Mitarbeiterbindung und –gewinnung beitragen zu können, bedarf es einer stringenten und bewussten Ausrichtung des eigenen Handelns. Neben fachlicher Kompetenz sind vor allem ausgeprägte Sozialkompetenz und eine mitarbeiterorientierte Haltung von großer Bedeutung, damit den Mitarbeitern eine von Werten geprägte Unternehmenskultur vermittelt wird. Eine Gestaltung der Mitarbeiterorientierung analog der Kundenorientierung kann sowohl innerhalb des Unternehmens als auch nach außen positive Signale setzen und die Attraktivität als Arbeitgeber steigern. Dabei ist der Qualitätsbegriff aus der Sicht des Kunden zu betrachten und kann auf die Mitarbeiter übertragen werden. Die Qualitätsdimensionen nach Donabedian dienen als Raster für die Erarbeitung wesentlicher Merkmale von Führungsqualität. Dabei liegt das Augenmerk für die Zielerreichung auf einem positiv ausgerichteten Verhalten.

Eingebettet in den Kontext der normativen, strategischen und operativen Ebene des Managements lassen sich Gestaltungsempfehlungen konkretisieren.

6.2 Kritische Reflexion und Ausblick in die Zukunft

Bei der Fragestellung nach der Einflussnahme der Führungsqualität auf die Mitarbeiterbindung und –gewinnung muss das Thema hinsichtlich der Komplexität von Führung klar eingegrenzt werden. An dieser Stelle muss kurz darauf eingegangen werden, dass Führung häufig auch mit schwierigen Situationen konfrontiert ist, die durch unregelhaftes Verhalten von Mitarbeitern hervorgerufen wurden. Auch dann ist Führungsqualität gefragt. In einem solchen Fall allerdings erfordert sie Konsequenzen, die der betreffende Mitarbeiter zu tragen hat. In den meisten Fällen handelt es sich dabei jedoch nicht um die Spitzenkräfte, die es an das Unternehmen zu binden gilt und daher fand dies in der vorliegenden Arbeit keine Berücksichtigung.

Die Auffassung des Mitarbeiters als internen Kunden kann gerade in hierarchischen Unternehmen, wie es im Gesundheitswesen meist der Fall ist, unterschiedliche Reaktionen hervorrufen. Natürlich ist darunter nicht die Führungskraft als ‚Dienstbote' ihrer Mitarbeiter zu verstehen. Vielmehr soll der Stellenwert der Mitarbeiter als wichtigste Ressource für den Unternehmenserfolg verdeutlicht werden. Comelli und Rosenstiel ziehen hier den provokanten Vergleich zum Umgang mit Geräten. Diese werden gepflegt und gewartet, um von der getätigten Investition lange profitieren zu können (vgl. Comelli, Rosenstiel 2001: 110).

Ein ‚pfleglicher', wertschätzender Umgang mit den Mitarbeitern trägt zu deren Gesundheit und Zufriedenheit bei, lässt sie gut über ihren Arbeitgeber sprechen und dies kann wiederum potentielle Patienten veranlassen, sich dorthin in Behandlung zu begeben.

Weiterhin scheint die Vorstellung von dauerhafter Freude an der Arbeit idealistisch, gerade in Zeiten massiver Personalknappheit in der Pflege. Insbesondere Stationsleitungen sehen sich oft mehr als Teammitglied denn als Führungskraft.

Sie werden dabei häufig zum Sprachrohr der Mitarbeiter wenn diese über die derzeitigen Rahmenbedingungen und knappen Ressourcen klagen und begünstigen damit die Entstehung einer Negativspirale.

Gerade diese Personen müssen gezielt geschult werden, damit ein Lernprozess in Gang gesetzt wird. Wenn es nicht gelingt, diese Haltung zu verändern, so kann die betreffende Person ihre Führungsposition nicht länger bekleiden, da sie ihrer Vorbildrolle nicht gerecht wird.

Solange ein Vorgesetzter nicht glaubhaft vermitteln kann, dass ihm seine Arbeit Freude bereitet, werden auch die Mitarbeiter diese Einstellung kaum annehmen.

Insgesamt bieten die Merkmale in der Zuordnung zu den Qualitätsdimensionen eine gute Orientierung, und die Einbettung in die Managementebenen ermöglicht eine strukturierte und übersichtliche Konzeption. Die vorliegende Arbeit möchte

Führungskräften in der Pflege ein Gestaltungsgerüst und Empfehlungen anbieten, die an die Bedürfnisse der eigenen Mitarbeiter angepasst werden können. Leitungsfähige Mitarbeiter langfristig ans Unternehmen zu binden, ihnen Entwicklungsmöglichkeiten zu bieten und Kompetenzen auszubauen ist eine herausfordernde Aufgabe (vgl. North, Reinhardt 2005: 84). Es gehört zum Selbstverständnis jeder Führungskraft sich dieser zu stellen und bestmöglich zu erfüllen. Die demographischen und berufspolitischen Entwicklungen werden weiche Faktoren wie Mitarbeiterzufriedenheit künftig noch stärker in den Vordergrund rücken. Führung in der Pflege kann nicht dem Zufall überlassen werden und Führungswissen muss entsprechend umgesetzt werden damit bei der Bindung und Rekrutierung von leistungsstarken Mitarbeitern ein Vorsprung gegenüber den Wettbewerbern entsteht (vgl. Kühnle 2000: 168).

Literaturverzeichnis

Anker, H. (2005): Das Menschenbild des Neoliberalismus – die Fiktion von Freiheit und Verantwortung. In: Graf, H. (Hrsg.): Mit Sinn und Werten führen. Wien: LIT: 37 – 59.

Bailom, F.; Anschober, M.; Matzler, K.; Kausl, A. (2006): Preis- und Innovationswettbewerb: Ergebnisse einer Führungskräftebefragung. In: Hinterhuber, H.H.; Matzler, K. (Hrsg.): Kundenorientierte Unternehmensführung. Kundenorientierung – Kundenzufriedenheit - Kundenbindung. 5., überarb. u. erw. Aufl., Wiesbaden: Gabler: 525 – 542.

Becker, L. (2005): Change Management in Personalbereichen. Rahmenbedingungen und Handlungsempfehlungen. In: Wald, P. M. (Hrsg.): Neue Herausforderungen im Personalmanagement. Best Practices – Reorganisation - Outsourcing. 1.Aufl., Wiesbaden: Gabler: 51 – 72.

Berry, L.L.; Parasuraman, A. (1999): Dienstleistungsmarketing fängt beim Mitarbeiter an. In: Bruhn, M. (Hrsg.): Internes Marketing. Integration der Kunden- und Mitarbeiterorientierung. Grundlagen – Implementierung - Praxisbeispiele. 2., überarb. u. erw. Aufl., Wiesbaden: Gabler: 69 – 92.

Berschneider, W. (2005): Motivation und sinnzentrierte Definition von Mission, Vision und Werten. In: Graf, H. (Hrsg.): Mit Sinn und Werten führen. Wien: LIT: 107 – 129.

Borsi, G.M. (o. J.): Pflegemanagement I. Studienbrief 3: Grundlagen des Pflegemanagements – interdisziplinärer, systemorientierter, integrativer Ansatz. Studienbrief der Hamburger Fern-Hochschule.

Bruce, A.; Pepitone, J.S. (2001): Mitarbeiter motivieren. Der Praxisratgeber für die neue Führungsposition. Frankfurt: Campus.

Bruhn, M. (1999): Internes Marketing als Forschungsgebiet der Marketingwissenschaft. Eine Einführung in die theoretischen und praktischen Probleme. In: Bruhn, M. (Hrsg.): Internes Marketing. Integration der Kunden- und Mitarbeiterorientierung. Grundlagen – Implementierung - Praxisbeispiele. 2., überarb. u. erw. Aufl., Wiesbaden: Gabler: 15 – 44.

Bruhn, M. (2011): Qualitätsmanagement für Dienstleistungen. Grundlagen, Konzepte, Methoden. 8., überarb. u. erw. Aufl., Heidelberg: Springer.

Buckingham, M.; Coffman, C. (2001): Erfolgreiche Führung gegen alle Regeln. Frankfurt: Campus

Bünnagel, W. (2010): Heute hier, morgen da – oder lieber hire and fire?. In: Wissensmanagement 3/2010: 28 -29.

Comelli, G.; Rosenstiel, L. v. (2001): Führung durch Motivation. Mitarbeiter für Organisationsziele gewinnen. 2., überarb. Aufl., München: Vahlen.

DBfK - Deutscher Berufsverband für Pflegeberufe e.V. (2010): Position des DBfK zum aktuellen Pflegepersonalmangel. Online im Internet: „URL: http://www.dbfk.de/download/download/positionspapier_web.pdf [Stand: 08.12.2010]“.

Drucker, P.F. (2006): Die Kunst des Managements. 3. Aufl., Berlin: Econ.

Eicher, A. (2010): Employer Branding: Wer sich bewegt, gewinnt. In: Wissensmanagement 3/2010: 32 – 33.

Girard-Hecht, E. (2010): Mit guten Argumenten Pflegepersonal gewinnen. In: Die Schwester Der Pfleger 10/10: 986 – 988.

Groth, A. (2010): Führungsstark in alle Richtungen. 360-Grad-Leadership für das mittlere Management. 2., überarb. Aufl., Frankfurt: Campus.

Hacker, W.; Wetzstein, A.; Winkelmann, C. (2005): Wissensintegration als Innovationsanstoß. In: Wald, P. M. (Hrsg.): Neue Herausforderungen im Personalmanagement. Best Practices – Reorganisation - Outsourcing. 1.Aufl., Wiesbaden: Gabler: 19 – 32.

Handlbauer, G.; Renzl, B. (2006): Kundenorientiertes Wissensmanagement. In: Hinterhuber, H.H.; Matzler, K. (Hrsg.): Kundenorientierte Unternehmensführung. Kundenorientierung – Kundenzufriedenheit - Kundenbindung. 5., überarb. u. erw. Aufl., Wiesbaden: Gabler: 147 – 172.

Hasselhorn, H.-M.; Müller, B.H.; Tackenberg, P. (2005a): Die Untersuchung des vorzeitigen Ausstiegs aus dem Pflegeberuf in Europa – die europäische NEXT - Studie. In: Hasselhorn, H.-M.; Müller, B.H.; Tackenberg, P.; Kümmerling, A.; Simon, M. (2005): Berufsausstieg bei Pflegepersonal. Arbeitsbedingungen und beabsichtigter Berufsausstieg bei Pflegepersonal in Deutschland und Europa. Schriftenreihe der Bundesanstalt für Arbeitsschutz und Arbeitsmedizin: 11 – 20. Online im Internet: „URL: http://www.next.uni-wuppertal.de/index.php?buchveroeffentlichung [Stand: 27.11.2010]“.

Hasselhorn, H.-M.; Tackenberg, P.; Büscher, A.; Stelzig, S.; Kümmerling, A.; Müller, B.H. (2005b): Wunsch nach Berufsausstieg bei Pflegepersonal in Deutschland. In: Hasselhorn, H.-M.; Müller, B.H.; Tackenberg, P.; Kümmerling, A.; Simon, M. (2005): Berufsausstieg bei Pflegepersonal. Arbeitsbedingungen und beabsichtigter Berufsausstieg bei Pflegepersonal in Deutschland und Europa. Schriftenreihe der Bundesanstalt für Arbeitsschutz und Arbeitsmedizin: 135 – 146. Online im Internet: „URL: http://www.next.uni-wuppertal.de/index.php?buchveroeffentlichung [Stand: 27.11.2010]“.

Haun, M. (2002): Handbuch Wissensmanagement. Grundlagen und Umsetzung, Systeme und Praxisbeispiele. Berlin: Springer.

Heidack, C. (1999): Erweiterte Anforderungen und Formen der Personalauswahl zur Sicherstellung der Qualität im Internen Marketing. In: Bruhn, M. (Hrsg.): Internes Marketing. Integration der Kunden- und Mitarbeiterorientierung. Grundlagen – Implementierung - Praxisbeispiele. 2., überarb. u. erw. Aufl., Wiesbaden: Gabler: 243 – 270.

Heijden, B. v. d.; Kümmerling, A.; (2005): Das soziale Arbeitsumfeld von Pflegekräften. In: Hasselhorn, H.-M.; Müller, B.H.; Tackenberg, P.; Kümmerling, A.; Simon, M. (2005): Berufsausstieg bei Pflegepersonal. Arbeitsbedingungen und beabsichtigter Berufsausstieg bei Pflegepersonal in Deutschland und Europa. Schriftenreihe der Bundesanstalt für Arbeitsschutz und Arbeitsmedizin: 49 – 56. Online im Internet: „URL: http://www.next.uni-wuppertal.de/index.php?buchveroeffentlichung [Stand: 27.11.2010]“.

Hellmich, R. (2006): Führen mit Coaching. Vom Potenzial zur Spitzenleistung. Göttingen: BusinessVillage.

Hettl, M.K. (2010): Richtig führen ist einfach. Der Führungskompass zur wirksamen Mitarbeiterführung. 2. Aufl., Göttingen: BusinessVillage.

Hiekel, A.; Neymanns, T. S. (2010): Talent Management – der Status Quo. In: Wissensmanagement 3/2010: 24 – 27.

Hinterhuber, G. H.; Krauthammer, E. (2001): Leadership - mehr als Management. Was Führungskräfte nicht delegieren dürfen. 3. Aufl., Wiesbaden: Gabler.

Hollender-Matatko, H.; Brauweiler, J. (2005): Wertorientiertes Personalmanagement in der Praxis. Voraussetzungen und Beispiele der Umsetzung. In: Wald, P. M. (Hrsg.): Neue Herausforderungen im Personalmanagement. Best Practices – Reorganisation - Outsourcing. 1.Aufl., Wiesbaden: Gabler: 165 – 185.

Hölzerkopf, G. (2005): Führung auf den Punkt gebracht. Praktische Handreichungen und Empfehlungen. 1. Aufl., Wiesbaden: Gabler.

Isfort, M.; Weidner, F.et al. (2010a): Der Personalmangel im Krankenhaus wird chronisch. In: Die Schwester Der Pfleger 06/10: 530 – 537.

Isfort, M.; Weidner, F.et al. (2010b): Pflege-Thermometer 2009. Eine bundesweite Befragung von Pflegekräften zur Situation der Pflege und Patientenversorgung im Krankenhaus. Herausgegeben von: Deutsches Institut für angewandte Pflegeforschung e.V. (dip), Köln. Online im Internet: „URL: http://www.dip.de/fileadmin/data/pdf/material/dip_Pflege-Thermometer_2009.pdf [Stand: 27.11.2010]“.

Kell, T. (2005): Die Kunst der Führung. Verhalten entwickeln, Führungspotenzial erweitern. 1. Aufl., Wiesbaden: Gabler.

Kuhn, M. (2003): Marketing auf konzerninternen Wissensmärkten. Bedarfsflexible Umsetzung von Wissensmanagement. 1. Aufl., Wiesbaden: DUV.

Kunz, G.; Siewers, R. (2001): Vom Vorgesetzten zum Coach: Neue Führungskräfteleitbilder und ihre praktische Umsetzung. In: Jetter, F.; Skrotzki, R. (Hrsg.): Management-Wissen Führungskompetenz. Lernimpulse für Führungskräfte. Düsseldorf: Metropolitan: 71 – 85.

Kühnle, S. (2000): Lernende Organisationen im Gesundheitswesen. Erfolgsfaktoren von Veränderungsprozessen. 1. Aufl., Wiesbaden: Gabler.

Loffing, D.; Loffing, C. (2010): Mitarbeiterbindung ist lernbar. Praxiswissen für Führungskräfte in Gesundheitsfachberufen. Berlin: Springer.

Lurse, K. (2005): Die zukünftige Rolle des Personalmanagements aus Sicht des Beraters. Manager des Aufbaus einer flexiblen Organisation von Arbeit und Lernen im Unternehmen. In: Wald, P. M. (Hrsg.): Neue Herausforderungen im Personalmanagement. Best Practices – Reorganisation - Outsourcing. 1.Aufl., Wiesbaden: Gabler: 33 – 50.

Malik, F. (2006): Führen Leisten Leben. Wirksames Management für eine neue Zeit. Frankfurt: Campus.

Malik, F. (2007): Management. Das A und O des Handwerks. Frankfurt: Campus.

Martin, J.; Schmidt, C. (2010): So funktioniert Talentmanagement. In: Harvard Business Manager 7/2010: 27 – 36.

Münch, J. (1999): Betriebliche Weiterbildung zur Förderung des Internen Marketing. In: Bruhn, M. (Hrsg.): Internes Marketing. Integration der Kunden- und Mitarbeiterorientierung. Grundlagen – Implementierung - Praxisbeispiele. 2., überarb. u. erw. Aufl., Wiesbaden: Gabler: 293 – 311.

Nerdinger, F.W.; Rosenstiel, L. v. (1999): Die Umgestaltung der Führungsstrukturen im Rahmen der Implementierung des Internen Marketing. In: Bruhn, M. (Hrsg.): Internes Marketing. Integration der Kunden- und Mitarbeiterorientierung. Grundlagen – Implementierung - Praxisbeispiele. 2., überarb. u. erw. Aufl., Wiesbaden: Gabler: 175 – 190.

North, K.; Reinhardt, K. (2005): Kompetenzmanagement in der Praxis. Mitarbeiterkompetenzen systematisch identifizieren, nutzen und entwickeln. 1. Aufl., Wiesbaden: Gabler.

Oelsnitz, D. v. d.; Hahmann, M. (2003): Wissensmanagement. Strategie und Lernen in wissensbasierten Unternehmen. Stuttgart: Kohlhammer.

Pepels, W. (1998): Kompaktlexikon Qualitätsmanagement. Köln: Fortis.

Pfeffer, J.; Sutton, R.I. (2000): Wie aus Wissen Taten werden. So schließen die besten Unternehmen die Umsetzungslücke. Frankfurt: Campus.

Pieler, D. (2003): Neue Wege zur lernenden Organisation. Bildungsmanagement – Wissensmanagement - Change Management - Culture Management. 2., vollst. überarb. u. erw. Aufl., Wiesbaden: Gabler.

Pircher-Friedrich, A.M. (2005): Die Bedeutung des Menschenbildes für Wertsteigerung und Lebensqualität in der Wirtschaft. In: Graf, H. (Hrsg.): Mit Sinn und Werten führen. Wien: LIT: 61 – 83.

Probst, G.; Raub, S.; Romhardt, K. (2006): Wissen managen. Wie Unternehmen ihre wertvollste Ressource optimal nutzen. 5., überarb. Aufl., Wiesbaden: Gabler.

QM-Lexikon (2011): Lexikon von ‚QAR' bis ‚Qualitätsförderung'. Online im Internet: „URL: http://www.quality.de/lexikon/qualitaet.htm" [Stand: 02.01.2011].

Reinhart, G.; Lindemann, U.; Heinzl, J. (1996): Qualitätsmanagement. Ein Kurs für Studium und Praxis. Berlin: Springer.

Rosche, G. (2005): Mit Werten führen. Werte leben – Vom Ideal zur Wirklichkeit. Führungsqualität und Werteverwirklichung in Unternehmen. In: Graf, H. (Hrsg.): Mit Sinn und Werten führen. Wien: LIT: 87 – 106.

Rosenstiel, L. v.; Regnet, E.; Domsch, M. E. (Hrsg.) (2003): Führung von Mitarbeitern. Handbuch für erfolgreiches Personalmanagement. 5., überarb. Aufl., Stuttgart: Schäffer-Pöschel.

Scholz, C. (1999): Grundlagen eines marktorientierten Personalmanagements. In: Bruhn, M. (Hrsg.): Internes Marketing. Integration der Kunden- und Mitarbeiterorientierung. Grundlagen – Implementierung - Praxisbeispiele. 2., überarb. u. erw. Aufl., Wiesbaden: Gabler: 94 – 114.

Schüller, A.M. (2006): Zukunftstrend Mitarbeiterloyalität. Endlich erfolgreich durch loyale Mitarbeiter. 2., akt.. u. erw. Aufl., Göttingen: Business-Village.

Schütt, P. (2010): Der Kampf um die Besten von morgen. In: Wissensmanagement 3/2010: 20 – 23.

Simon, M.; Tackenberg, P.; Hasselhorn, H.-M.; Kümmerling, A.; Büscher, A. & Müller, B.H. (2005): Auswertung der ersten Befragung der NEXT-Studie in Deutschland. Universität Wuppertal. Online im Internet: „URL: http://www.next.uni-wuppertal.de/index.php?artikel-und-berichte-1 [Stand: 27.11.2010]".

Steven, K. (2010): Interne Leistungsträger binden, kompetente Führungskräfte gewinnen. In: Wissensmanagement 3/2010: 30 – 31.

Stordeur, S.; D`hoore, W.; Heijden, B. v. d.; Di Bisceglie, M.; Laine, M.; Schoot, E. v. d. (2005): Führungsqualität, Arbeitszufriedenheit und berufliche Bindung von Pflegekräften. In: Hasselhorn, H.-M.; Müller, B.H.; Tackenberg, P.; Kümmerling, A.; Simon, M. (2005): Berufsausstieg bei Pflegepersonal. Arbeitsbedingungen und beabsichtigter Berufsausstieg bei Pflegepersonal in Deutschland und Europa. Schriftenreihe der Bundesanstalt für Arbeitsschutz und Arbeitsmedizin: 30 – 48. Online im Internet: „URL: http://www.next.uni-wuppertal.de/index.php?buchveroeffentlichung [Stand: 27.11.2010]".

Theymann, W.; Hofmann, W. (2001): Von der Personalentwicklung zur pädagogischen Führung. In: Jetter, F.; Skrotzki, R. (Hrsg.): Management-Wissen Führungskompetenz. Lernimpulse für Führungskräfte. Düsseldorf: Metropolitan: 87 – 102.

Wunderer, R. (1999): Personalmarketing. Die Kunst, attraktive und effiziente Arbeitsbedingungen zu analysieren, zu gestalten und zu kommunizieren. In: Bruhn, M. (Hrsg.): Internes Marketing. Integration der Kunden- und Mitarbeiterorientierung. Grundlagen – Implementierung - Praxisbeispiele. 2., überarb. u. erw. Aufl., Wiesbaden: Gabler: 115 – 132.